Markus Schirner

Zum richtigen Duft

Öle und Essenzen
in der Aromatherapie

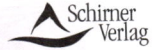

Die hier zur Verfügung gestellten Informationen sollen Ihnen als Unterstützung dienen, damit Sie – zusammen mit Ihrem Arzt oder Heilpraktiker – eigenverantwortliche Entscheidungen in Gesundheitsfragen treffen können. Bei gesundheitlichen Störungen sollten Sie die vorgestellten Methoden erst nach Absprache mit Ihrem Arzt oder Heilpraktiker anwenden, sie bieten keinen Ersatz für eine von diesem verordnete Behandlung. Weder Autor noch Verlag übernehmen für eventuelle Schäden, die aus den im Buch erteilten Hinweisen entstehen, eine Haftung.

ISBN Printausgabe: 978-3-8434-5104-8
ISBN E-Book: 978-3-8434-6269-9

Markus Schirner:
Zum richtigen Duft
Öle und Essenzen
in der Aromatherapie
© 2014 Schirner Verlag, Darmstadt

Umschlag: Arne Gutowski, Schirner, unter Verwendung von #146294912 (Africa Studio), www.shutterstock.com
Redaktion & Satz:
Bastian Rittinghaus, Schirner
Printed by: Ren Medien GmbH, Germany

www.schirner.com

2. Auflage Mai 2016

Alle Rechte der Verbreitung, auch durch Funk, Fernsehen und sonstige Kommunikationsmittel, fotomechanische oder vertonte Wiedergabe sowie des auszugsweisen Nachdrucks vorbehalten

Inhalt

Einleitung 5
Der Einkauf von ätherischen Ölen ... 7
Die Schwingungsebenen der
ätherischen Öle 10

Die ätherischen Öle

- Anissamen 12
- Basilikum 13
- Benzoe (Siam / Sumatra) 14
- Bergamotte 15
- Bergamotteminze 16
- Bitterorange 17
- Blutorange 18
- Cajeput 19
- Cistrose 20
- Citronella 21
- Clementine 22
- Douglasfichte 23
- Eisenkraut 100% 24
- Estragon 25
- Eukalyptus 26
- Fenchel, süß 27
- Fichtennadel 28
- Galbanum 29
- Grapefruit 30
- Immortelle 31
- Ingwer 32
- Jasmin 33
- Kamille, blau 34
- Kamille, römisch 35
- Kampfer, weißer 36
- Kardamom 37
- Kiefernnadel 38
- Kreuzkümmel 39
- Latschenkiefer 40
- Lavandin 41
- Lavendel extra / fein 42
- Lavendelsalbei 43
- Lemongrass 44
- Limette 45
- Mairose 46
- Majoran 47
- Mandarine 48
- Manuka 49
- Mastix 50
- Melisse 51
- Minzöl 52
- Muskatellersalbei 53
- Muskatnuss 54
- Myrrhe 55
- Myrte 56
- Narde 57
- Nelke 58
- Neroli 59
- Niaouli 60
- Orange 61
- Oregano 62
- Palmarosa 63
- Patschuli 64
- Perubalsam 65
- Petitgrain 66
- Pfefferminze 67
- Rose 68
- Rosengeranie 69
- Rosenholz 70
- Rosmarin 71
- Salbei 72
- Sandelholz 73
- Schafgarbe 74
- Spiklavendel 75
- Styrax 76

Teebaum 77	Nachtkerzenöl 105
Thymian (rot und weiß) 78	Olivenöl 105
Tolu 79	Rapsöl 106
Tonka 80	Sanddornextraktöl 106
Vanille 81	Schwarzkümmelöl 106
Veilchen 82	Sesamöl 107
Verbene 83	Sojaöl 107
Vetiver 84	Sonnenblumenkernöl 108
Wacholderbeere 85	Walnussöl 108
Weihrauch 86	Weizenkeimöl 109
Weißtanne 87	
Wiesenkönigin 88	Über den Autor 110
Ylang-Ylang 89	
Ysop 90	Abbildungsverzeichnis 111
Zeder – Cedrus 91	
Zeder – Juniperus 92	
Zimt 93	
Zimt – Cassia 94	
Zirbelkiefer 95	
Zitrone 96	
Zypresse 97	

Die Basisöle (Körperöle) 98

   Einreibung / Massage 98
   Aloeveraöl 99
   Aprikosenkernöl 99
   Arnikablütenöl 99
   Avocadoöl 100
   Calendulaöl 100
   Distelöl (Saflaröl) 101
   Erdnussöl 101
   Hanföl 102
   Haselnussöl 102
   Johanniskrautöl 102
   Jojobaöl 103
   Kürbiskernöl 103
   Leinöl 104
   Mandelöl, süßes 104

Einleitung

Was sind ätherische Öle? Ätherisch leitet sich vom griechischen *aiter*, d.h. hohe Luft, ab und bedeutet himmlisch und leicht flüchtig. Jedes Öl hat seine eigene Duftpersönlichkeit, seinen eigenen Charakter, seine eigene feinstoffliche Energie. Diese Öle bergen Duftstoffe, die in Form von sehr kleinen Öltröpfchen in verschiedenen Pflanzenteilen (wie Blüten, Blättern, Stängeln, Samen, Holz oder Wurzeln) eingelagert sind. Diese werden den Pflanzen durch verschiedene Verfahren entzogen, um sie dem Menschen zugänglich zu machen.

Ätherische Öle sind hoch konzentriert und sollten deshalb nie unverdünnt verwendet werden. Sie können Allergien, Hautreizungen und, innerlich eingenommen, sogar starke Vergiftungen hervorrufen – deshalb sollten sie immer für Kinder unzugänglich aufbewahrt werden! Richtig angewendet verursachen ätherische Öle keine Nebenwirkungen.

Die Aromatherapie verträgt sich sehr gut mit der Bachblütentherapie. Bei der homöopathischen Behandlung kann die Therapie mit ätherischen Ölen die Wirkung der homöopathischen Mittel in manchen Fällen teilweise wieder aufheben. Die Therapie mit ätherischen Ölen basiert auf der Erweckung der Lebenskraft und der Aktivierung der Selbstheilungskräfte im Menschen. Die Öle wirken in den tiefsten Schichten von Körper, Geist und Seele, wo sie die psychischen sowie physischen Vorgänge regulieren können. Sie stärken die natürlichen Abwehrkräfte und normalisieren wichtige Funktionen unseres Körpers. Die Öle können selbst nicht heilen, sondern unterstützen die Heilung, indem sie unser inneres Gleichgewicht wiederherstellen. Ist die Seele gesund, folgt der Körper von alleine nach.

Ätherische Öle gelangen über die Haut und über das Bindegewebe in unser Lymph- bzw. in unser Blutkreislaufsystem, von wo sie jede Stelle des Körpers erreichen. Über die Nase aufgenommen, können sie umgehend auf unser Gemüt und unsere geistige Verfassung Einfluss nehmen. Von Therapeuten richtig eingesetzt, erzielen sie auch innerlich eingenommen beträchtliche Wirkung. Sie werden über Niere und Lunge leicht wieder ausgeschieden.

Düfte tragen Informationen – sie können uns unbewusst beeinflussen, sodass wir anders urteilen oder handeln, als wir das unbeeinflusst tun würden. Sie übertragen Stimmungsbilder auf unser Wesen, die meist nicht vom Verstand kontrolliert werden. Jedes Öl enthält die Lebenskraft, Schwingung und das Kraftfeld der Pflanze, aus der es gewonnen wurde, in konzentrierter Form. Diese feinstofflichen Energien und Schwingungen wirken sich entsprechend auf unsere eigenen feinstofflichen Energiezentren und Energiekörper aus.

Dieses Buch soll Ihnen einen Überblick über die wichtigsten ätherischen Öle verschaffen. Ausführliche Hintergründe zu Aromatherapieverfahren, Anbau, Gewinnungs- und Herstellungsverfahren finden Sie in entsprechenden Fachtiteln. Die Aromatherapie sollte im Übrigen nur in den wenigsten Fällen alleinige Therapie sein, sondern andere Therapien unterstützen und ergänzen.

Der Einkauf
von ätherischen Ölen

Seien Sie beim Einkauf von ätherischen Ölen qualitätsbewusst, und beachten Sie folgende Grundsätze:

Reine Öle
Es sollte immer ein 100% reines, natürliches ätherisches Öl sein. Naturidentische Öle sowie Parfümöle sind zwar um einiges günstiger, haben jedoch auf keinen Fall die therapeutische Wirkung der reinen Öle und können sich sogar schädlich auswirken.

Botanischer Name
Achten Sie immer auf den vollständigen, korrekten botanischen Namen sowie die richtige Handelsbezeichnung (Beispiele: Ein natürliches ätherisches Bergamotteöl ist etwas anderes als ein naturidentisches Bergamotteöl bzw. ein Bergamotte-Parfümöl; Lavendula officinalis ist etwas anderes als Lavendula hybrida – beides sind Lavendelpflanzen, aber mit unterschiedlicher Wirkung, und beide können als »Lavendelöl« verkauft werden). Leider gibt es viele Produkte, die den gleichen Namen führen, jedoch andere Inhaltsstoffe haben und entsprechend andere oder überhaupt keine der erwünschten Wirkungen zeigen.

Anbauweise
Die meisten Öle werden als Pflanze konventionell angebaut und können Rückstände von Insektenvernichtungsmitteln und Düngemitteln aufweisen. »Rückstandskontrollierte Öle« sind meist frei von diesen Zusätzen. Aus kontrolliert biologischem Anbau und aus ökologisch orientierter Landwirtschaft stammen »kbA«-Öle; sie sind garantiert frei von Giften wie Pestiziden. Ebenso ist dem konventionellen Anbau die »Wildsammlung« vorzuziehen, weil auch hier davon auszugehen ist, dass in der freien Natur nicht zielgerichtet mit Giften gearbeitet wird.

Herkunftsland
Der Ort, an dem eine Pflanze wächst, spielt oft eine ausschlaggebende Rolle. Geophysikalische Einflüsse – z. B. der richtige oder falsche Boden für die jeweilige Pflanze oder zu viel oder zu wenig Sonne – ändern die Wirkkraft und -intensität einer Pflanze und haben so einen direkten Einfluss auf die Qualität der Pflanze bzw. des aus ihr gewonnenen ätherischen Öls. Dort, wo eine Pflanze von Natur aus wächst, ist sie immer am stärksten.

Die Haltbarkeit von ätherischen Ölen
Ätherische Öle sollten immer in Braun- oder Blauglasflaschen aufbewahrt sowie sonnen- und lichtgeschützt bei etwa +8°C gelagert werden. Unter diesen Voraussetzungen halten Öle aus Zitrusfrüchten sowie aus Nadelhölzern im Schnitt ein bis anderthalb Jahre, während alle anderen ätherischen Öle immer besser und ausgereifter werden, je älter sie werden.

Die Auswahl der Öle
Die Entscheidung darüber, welche Öle Sie anwenden, sollten Sie nach Möglichkeit Ihrer Nase überlassen. Ihr Körper weiß am besten, welches Öl ihm guttut. Dies zeigt er auf ganz eindeutige Weise, und zwar, indem er alles für uns Nichtzuträgliche als »unangenehm riechend« und alles Wohltuende als »wohlduftend« einstuft. Daher rührt auch das bei jedem Menschen andere und zu verschiedenen Zeiten unterschiedliche Geruchsempfinden. »Erschnuppern« Sie Ihre persönlichen Favoriten. Das, was Ihrer Nase gefällt, tut Ihnen gut und wirkt.

Allergietest

Ätherische Öle können stark hautreizend wirken und bei verschiedenen Menschen bzw. Hauttypen allergische Reaktionen hervorrufen. Aus diesem Grund empfiehlt es sich, vor der Anwendung in Form von Massagen, Einreibungen, Bädern oder Wickeln einen Allergietest durchzuführen.

Nehmen Sie dazu maximal ein Viertel bis die Hälfte von einem Tropfen des jeweiligen Öles, und reiben Sie es in Ihre Armbeuge. Sollten Pusteln oder Rötungen auftreten, verzichten Sie auf den Gebrauch dieses Öls.

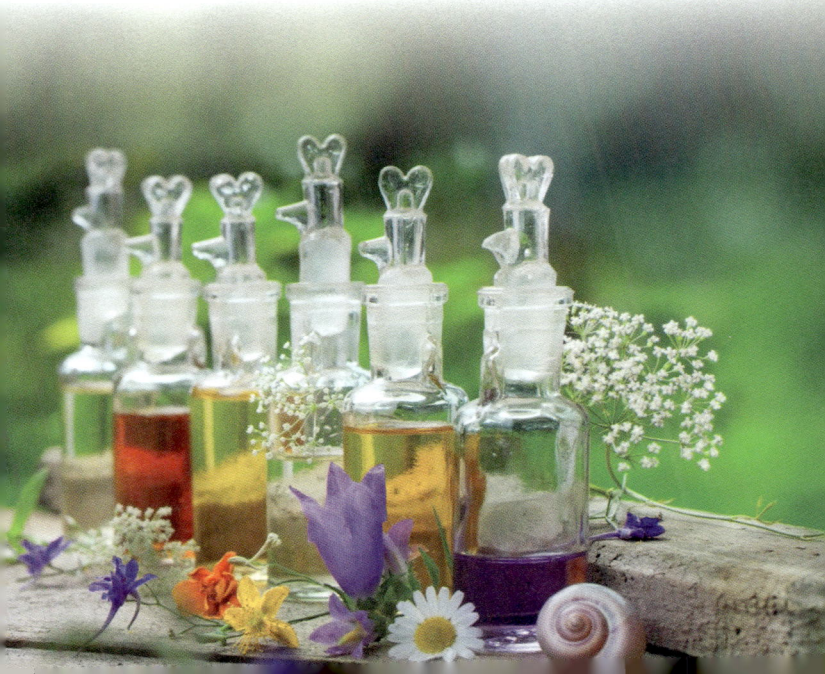

Die Schwingungsebenen der ätherischen Öle

Kopfnote (Geistesebene)
schnell flüchtige Öle; hohe Frequenz; helle Farbe; Schwingung nach oben ausgerichtet; konzentrationsfördernd, aufhellend, stimmungshebend, erfrischend

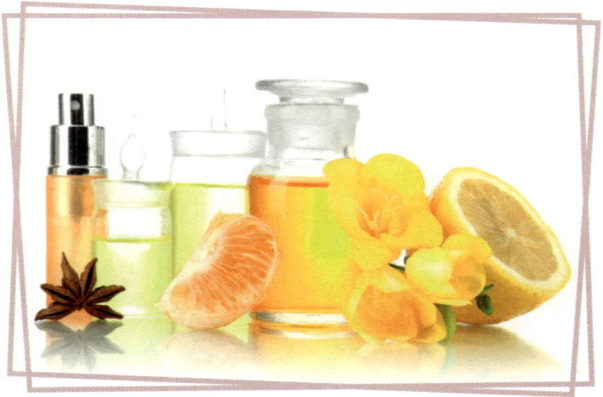

Herznote (Seelenebene)
öffnende Schwingung; Blütendüfte; sanfte Pastellfarben; ausgleichend, harmonisierend, herzöffnend, herzanregend, kreislaufanregend, hautpflegend

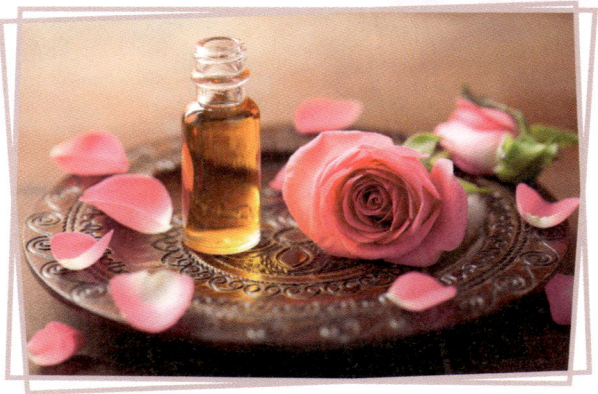

Basisnote (Körperebene)
tiefe, zentrierte Schwingung; dunklere Farben; zusammenziehend, erdend, harzig, warm, schwer; atemvertiefend, stärkend, stabilisierend

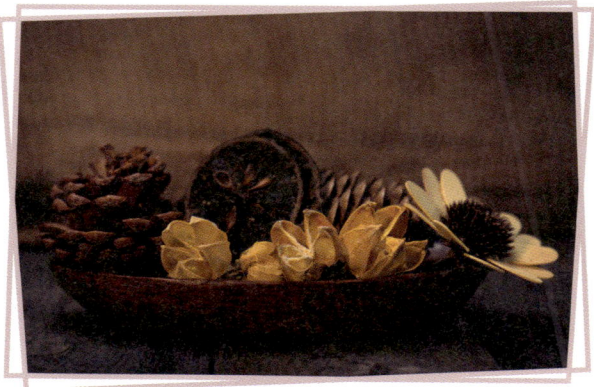

Anissamen (Sternanis)

Name:	1. Pimpinella anisum
	2. Illicium verum = Sternanis
Familie:	1. Apiaceae/Umbelliferae; Doldenblütler
	2. Schisandraceae; Sternanisgewächse
Vorkommen:	Asien, Mittelmeerregion, Südeuropa, USA
Gewinnung:	Wasserdampfdestillation der Samen
Duft:	süß, warm, würzig, luftig
Note:	Kopf/Herz

Wirkung auf den Körper
antiseptisch, anregend, auswurffördernd, blähungsmindernd, harntreibend, krampflösend, magenstärkend, milchbildend, schleimlösend, verdauungsfördernd, wärmend
Anwendung: bei Asthma, Bronchitis (auch chronischer), Brustverschleimung, Blähungen, Husten, Koliken, Kopfschmerzen, Magen- und Darmkrämpfen (zur Massage), Schlaflosigkeit, Schwindelanfällen, Verschleimung der Luftwege, Verspannungen

Wirkung auf die Seele
ausgleichend, depressionsmildernd, harmonisierend
Anwendung: bei Angst, Depressionen, Disharmonie, Einsamkeitsgefühlen, Frigidität, Impotenz, Müdigkeit

Sonstiges: gegen Flöhe, Milben, Kopf- und Kleiderläuse

Vorsicht!
Nur in sehr geringer Dosis verwenden, sonst können Übelkeit und Schwindel die Folgen sein, das Nervensystem geschädigt und der Blutkreislauf verlangsamt werden. Nierenstörungen, Magenreizung oder Blutandrang im Gehirn können aufgrund des hohen Cumaringehalts eintreten. Nicht während der Schwangerschaft oder bei entzündlichen oder allergischen Hauterkrankungen verwenden.

Basilikum

Name:	Ocimum basilicum
Familie:	Lamiaceae; Lippenblütler
Vorkommen:	Ägypten, Frankreich, Italien
Gewinnung:	Wasserdampfdestillation des Krautes
Duft/Geschmack:	frisch, scharf, süßlich, grün, nelkenartig
Note:	Kopf

Wirkung auf den Körper
antibakteriell, blähungsmindernd, hautklärend, juckreizlindernd, krampflösend, schleimlösend, virenbekämpfend
Anwendung: bei Atembeschwerden, Bauchspeicheldrüsenerkrankung, Bronchitis, Darmproblemen, Gallenbeschwerden, Husten, Insektenstichen, Keuchhusten, Kopfschmerzen, Lähmungen, Leberbeschwerden, Magenbeschwerden, Menstruationsbeschwerden, Migräne, Schluckauf, Stirn- und Nebenhöhlenverstopfung, Übelkeit, zur Verbesserung der Haut (Spannkraft und Geschmeidigkeit), zur Stimulation (Anregung) der Nebennierenrinde

Wirkung auf die Seele
depressionsmildernd, stark konzentrationsfördernd, gedächtnisstärkend
Anwendung: bei Angst, geistiger Erschöpfung, Hysterie; zur Gehirnstimulation, stärkt die Intelligenz, das Nervensystem; hilft gegen Melancholie, geistige Unausgeglichenheit, Reisekrankheit

Sonstiges: zur Insektenabwehr

Vorsicht!
Nicht während der
Schwangerschaft anwenden.
Nicht für Epileptiker geeignet.

Benzoe (Siam/Sumatra)

Name:	Styrax tonkinensis; Styrax benzoin
Familie:	Styracaceae; Storaxbaumgewächse
Vorkommen:	Borneo (Kalimantan, Indonesien), Java, Sumatra, Thailand
Gewinnung:	Wasserdampfdestillation sowie Extraktion (Auszug) mit Alkohol aus dem Harz
Duft / Geschmack:	sinnlich, süßlich, sirupartig, leicht vanilleartig
Note:	Basis

Wirkung auf den Körper

adstringierend, antiseptisch, blähungsmindernd, blutstillend, geruchsneutralisierend, entzündungshemmend, harntreibend, hautpflegend, herzstärkend, krampflösend, kreislaufanregend, oxidationshemmend, schleimlösend, wundheilend

Anwendung: bei Arthritis, Asthma, Bronchitis, Durchblutungsstörungen, Erkältung, Ekzemen, Geschwüren, Gicht, Harnwegsinfektionen, Hautpigmentstörungen, Herzschwäche, Hautreizung, rissiger und aufgesprungener Haut, Heiserkeit, Husten, Kehlkopfentzündungen, Keuchhusten, Koliken, Krupphusten, Wunden (eiternden)

Wirkung auf die Seele

leicht depressionsmildernd, entspannend, harmonisierend, euphorisierend, sinnlich

Anwendung: bei Depressionen, Nervenüberreizung, Trauer; verleiht das Gefühl von Wärme und Schutz; stärkt geistige Fähigkeiten, fördert die Auffassungsgabe

Bergamotte

Name: Citrus bergamia
Familie: Rutaceae; Rautengewächse
Vorkommen: Afrika, Italien, Kalifornien, Südeuropa
Gewinnung: Kaltpressung der grünen Schale
Duft / Geschmack: feiner Zitrusduft, fruchtig
Note: Kopf

Wirkung auf den Körper

abführend, anregend, antiseptisch, entgiftend, blähungsmindernd, geruchsneutralisierend, durchblutungsfördernd, fiebersenkend, harntreibend, hautpflegend, hauterneuernd, hautstraffend, krampflösend, magenstärkend, parasitentötend, schleimlösend, schmerzlindernd, stärkend, verdauungsfördernd, virenbekämpfend, wundheilend, wurmtreibend

Anwendung: bei Abszessen, Akne, Appetitlosigkeit, Blasenentzündung, Blasenschwäche, Darmparasiten, Fieber, Gallensteinen, grippalen Infekten, Halsentzündung, Hautunreinheiten, Herpes, Koliken, Krätze, Krampfadern, Magen- und Darmverstimmung, Mundgeruch, Mandelentzündung, Scheidenpilz, Schwangerschaftsstreifen, Zellulitis, zur Wundheilung und Wundpflege

Wirkung auf die Seele

depressionsmildernd, stimmungsaufhelllend, stressabbauend

Anwendung: bei Depressionen, gegen Gefühlsschwankungen, schenkt Heiterkeit, fördert die Konzentration, bei psychischer Unausgeglichenheit, Schlafproblemen, verleiht Selbstvertrauen

Sonstiges: zur Insektenabwehr

Vorsicht!
Nicht beim Sonnenbaden verwenden. Lichtflecken auf der Haut und eventuell leicht allergische Hautreaktionen sind dann möglich.

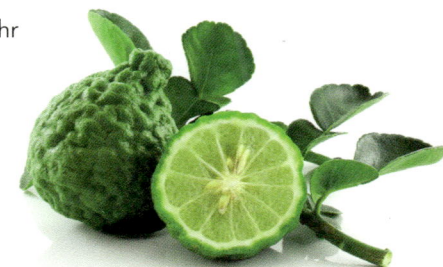

Bergamotteminze

Name:	Mentha citrata
Familie:	Labiatae/Lamiaceae; Lippenblütler
Vorkommen:	Frankreich
Gewinnung:	Wasserdampfdestillation des Krautes
Duft/Geschmack:	zart, fruchtig, süßlich, sanft, minzig
Note:	Kopf

Wirkung auf den Körper
antiseptisch, fiebersenkend, magenstärkend
Anwendung: bei Kopfschmerzen, Magenschmerzen, Menstruationsbeschwerden, Übelkeit

Wirkung auf die Seele
anregend, stimulierend für das Nervensystem
Anwendung: bei geistig-seelischer Müdigkeit

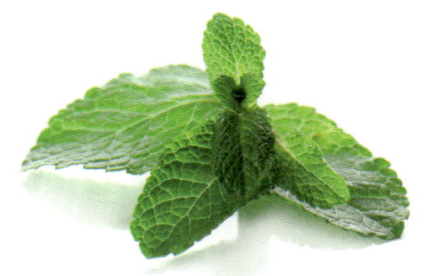

Bitterorange

Name:	Citrus aurantium var. amara
Familie:	Rutaceae; Rautengewächse
Vorkommen:	Mittelmeerraum, Nord- und Südamerika
Gewinnung:	Kaltpressung der Schale
Duft / Geschmack:	süß, blumig, fruchtig
Note:	Kopf

Wirkung auf den Körper
antiseptisch, bakterienvernichtend, blähungsmindernd, blutdrucksenkend, entschlackend, entzündungshemmend, galletreibend, herzstärkend, hautvitalisierend, magenstärkend, pilztötend, verdauungsfördernd
Anwendung: bei Bronchitis, Erkältung, Zellulitis, Krämpfen, Schüttelfrost, Verdauungsstörungen, Verstopfung, Wasseransammlung; zur Herzunterstützung, Kreislaufaktivierung, Hautpflege

Wirkung auf die Seele
einschlafförderung, harmonisierend, stimmt heiter und zuversichtlich
Anwendung: bei Stress, Nervosität; schenkt Lebensfreude, Optimismus, verleiht Mut und Selbstvertrauen

Vorsicht!
Nicht beim Sonnenbaden verwenden, kann Lichtflecken auf der Haut verursachen.

Blutorange

Name:	Citrus aurantium; Citrus sinensis mori
Familie:	Rutaceae; Rautengewächse
Vorkommen:	Afrika, Amerika, Asien, Europa
Gewinnung:	Kaltpressung der Schale
Duft/Geschmack:	fein-frischer Zitrusduft, süß, fruchtig, warm
Note:	Kopf

Wirkung auf den Körper
antiseptisch, bakterienvernichtend, blähungsmindernd, blutdrucksenkend, entschlackend, entzündungshemmend, galletreibend, hautvitalisierend, herzstärkend, magenstärkend, pilztötend, verdauungsfördernd

Anwendung: bei Bronchitis, Erkältung, Zellulitis, Krämpfen, Schüttelfrost, Verdauungsstörungen, Verstopfung, Wasseransammlungen; zur Herzunterstützung, Kreislaufaktivierung, Hautpflege

Wirkung auf die Seele
einschlaffördernd, harmonisierend; stimmt heiter und zuversichtlich

Anwendung: bei Nervosität, Stress; schenkt Lebensfreude, Optimismus; verleiht Mut und Selbstvertrauen

Vorsicht!
Nicht zum Sonnenbaden benutzen, kann Lichtflecken auf der Haut verursachen.

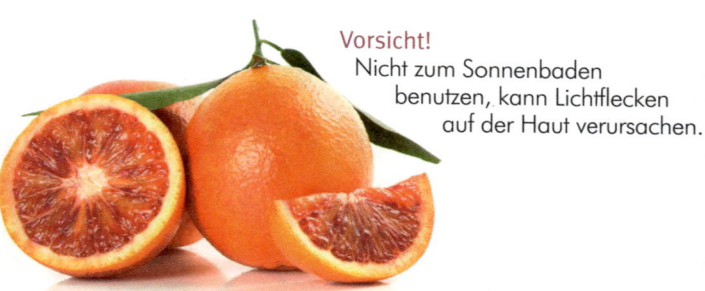

Cajeput (Kajeput, Weißer Teebaum)

Name:	Melaleuca leucadendra; Melaleuca cajeputi
Familie:	Myrtaceae; Myrtengewächse
Vorkommen:	Australien, Indien, Indonesien
Gewinnung:	Wasserdampfdestillation der Blätter und Zweige
Duft / Geschmack:	frisch, kühl, eukalyptusartig
Note:	Kopf

Wirkung auf den Körper
antibakteriell, stark antiseptisch, blähungsmindernd, durchblutungsfördernd, fiebersenkend, krampflösend, keimtötend, mikrobenabtötend, schleimlösend, schmerzlindernd, virenbekämpfend, wurmtreibend

Anwendung: bei Akne, Asthma, Arthritis, Blasenentzündung, Bronchitis, Dünndarmentzündung, Durchfall, Erbrechen, Erkältung, Gicht, Grippe, Haarausfall, Halsschmerzen, Harnwegsentzündung, Hautentzündungen, Insektenstichen, Katarrh, Kehlkopfentzündung, Kopfschmerzen, trockener Nasenschleimhaut, Nebenhöhlenentzündung, Magenkrämpfen, Muskelschmerzen, Nervenschmerzen, Neurodermitis, Ohrenschmerzen, Rheumatismus, Schnupfen, Spulwürmern, Schuppenflechte, Virusinfektionen, Zahnschmerzen

Wirkung auf die Seele
stärkend, stark stimulierend (anregend)

Anwendung: bei Apathie, geistiger Erschöpfung, Müdigkeit; verleiht Gefühl der Sicherheit

Sonstiges: Vertreibt Ungeziefer und Insekten.

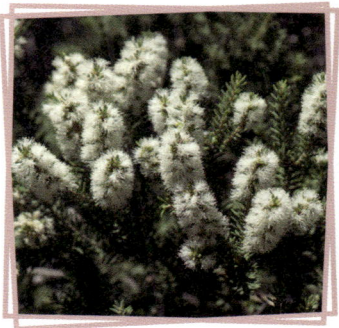

Cistrose (Labdanum)

Name:	Cistus ladanifer
Familie:	Cistaceae; Cistusgewächse
Vorkommen:	Mittelmeerraum, Portugal
Gewinnung:	Wasserdampfdestillation der Blätter und Zweige
Duft/Geschmack:	voll, warm, sinnlich, fruchtig, amberartig
Note:	Basis

Wirkung auf den Körper
antiseptisch, entkrampfend, entzündungshemmend, lymphentstauend, hustenreizlindernd, virenbekämpfend
Anwendung: bei Akne, Atemwegserkrankungen, Blasenentzündung, Blutergüssen, Durchblutungsstörungen, Ekzemen, Erkältung, Geschwüren, chronischen Hauterkrankungen, Hormonschwankungen, Husten, Lymphdrüsenschwellung, Morbus Crohn, Schuppenflechte, eitrigen Wunden; zur Lymphflussanregung

Wirkung auf die Seele
aufmunternd, ausgleichend, depressionsmildernd, seelisch entspannend, erotisierend
Anwendung: bei Depressionen, Frigidität, Impotenz, Verstimmung, seelischen Schockzuständen; hilft bei Trauer, löst Blockaden

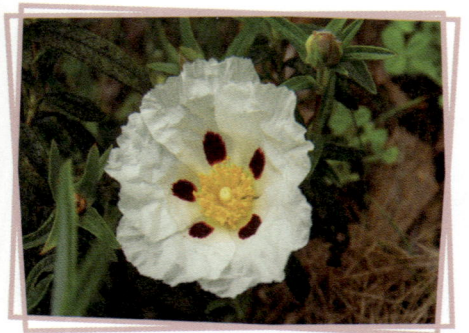

Sonstiges: gutes Meditationsöl

Vorsicht!
Während der Schwangerschaft nicht innerlich einnehmen.

Citronella (Zitronelle)

Name:	Cymbopogon nardus
Familie:	Poaceae; Süßgräser
Vorkommen:	Nepal, Sri Lanka
Gewinnung:	Wasserdampfdestillation des Grases
Duft / Geschmack:	frisch, herb, zitronig, balsamisch, säuerlich
Note:	Kopf

Wirkung auf den Körper
antiseptisch, desinfizierend, geruchsneutralisierend, entzündungshemmend, fiebersenkend, krampflösend, magenstärkend, schweißhemmend, virenbekämpfend, wurmtreibend
Anwendung: bei Darmparasiten, Erkältung, Fieber, Fußpilz, Grippe, müder und gestresster Haut, Migräne, Muskelverspannungen, Nasennebenhöhlenkatarrh, Schnupfen, Schweißfüßen; zur Desinfektion

Wirkung auf die Seele
depressionsmildernd, inspirierend
Anwendung: bei Erschöpfungszuständen, Frustrationen, Gedächtnisschwäche, Müdigkeit; zur Lösung seelischer Erstarrung; stärkt die Konzentration, fördert die Kreativität

Sonstiges:
zur Insektenabwehr

Vorsicht!
Leicht hautreizend, kann bei Sonneneinstrahlung Lichtflecken auf der Haut verursachen.

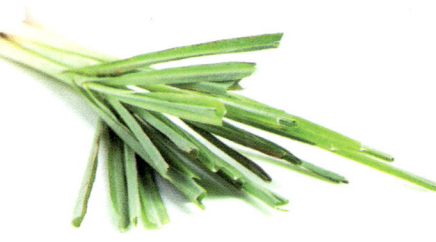

Clementine

Name:	Citrus clementina
Familie:	Rutaceae; Rautengewächse
Vorkommen:	Italien
Gewinnung:	Kaltpressung der Schale
Duft / Geschmack:	warm, süß, spritzig
Note:	Kopf

Wirkung auf den Körper
entspannend
Anwendung: bei Migräne, Muskelverspannungen
Wirkung auf die Seele
seelisch aufbauend, erheiternd, inspirierend
Anwendung: bei Aggressionen, Melancholie, Traurigkeit, Verspannungen, Angstgefühlen bei Kindern; beruhigt Choleriker

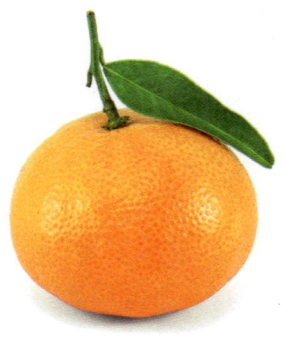

Douglasfichte
(Douglasie, Oregonbalsam)

Name:	Pseudotsuga douglasii; Pseudotsuga menziesii
Familie:	Pinaceae; Kieferngewächse
Vorkommen:	Frankreich, Kanada, Nordamerika
Gewinnung:	Wasserdampfdestillation der Zweige
Duft/Geschmack:	klar, frisch, sanft, würziger Waldduft
Note:	Kopf/Herz

Wirkung auf den Körper
adstringierend, antiseptisch, durchblutungsfördernd, harntreibend, hustenreizstillend, kräftigend, mikrobenabtötend, reinigend, schleimlösend, schweißtreibend

Anwendung: bei Asthma, Atemschwäche, Bronchitis, Durchblutungsstörungen, Erkältung, Gicht, Grippe, Infektionen, Kurzatmigkeit, Muskelschmerzen, Nervenschmerzen, Rheumatismus; zur Tuberkulosenachbehandlung, Hautentgiftung

Wirkung auf die Seele
harmonisierend, konzentrationsfördernd, stimmungsanregend, vitalisierend

Anwendung: bei Angst, psychisch bedingtem Asthma, Depressionen, Konzentrationsschwäche, Nervosität

Sonstiges: sehr gutes Meditationsöl

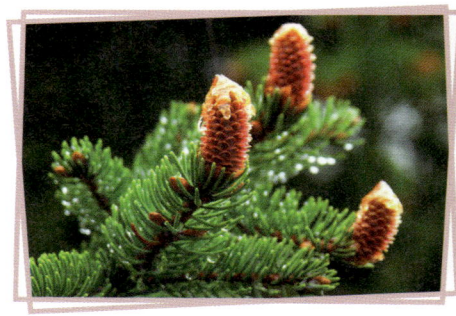

Eisenkraut 100%

Name:	Verbena officinalis
Familie:	Verbenaceae; Eisenkrautgewächse
Vorkommen:	Mittel- und Südeuropa, Nordafrika, Südamerika
Gewinnung:	Wasserdampfdestillation des Krautes
Duft / Geschmack:	frisch, zitronig, leicht süß
Note:	Kopf

Wirkung auf den Körper
abwehrstärkend, antiseptisch, bakterienvernichtend, blutdruckausgleichend, entgiftend, entzündungshemmend, fiebersenkend, herzstärkend, krampflösend, leberanregend, magenstärkend
Anwendung: bei Akne, Bauchspeicheldrüsenbeschwerden, schwachem Bindegewebe, Darmentzündung, Grippe, Herz- und Kreislaufproblemen, Leber- und Gallenbeschwerden, Leberstauung, Magenschwäche, Magenverstimmung, Morbus Crohn, Rheumatismus, Schwindel, Schwächezuständen, Verstopfung; zur Milchbildung, Wehenförderung

Wirkung auf die Seele
inspirierend, motivierend, stark konzentrationsfördernd
Anwendung: bei Antriebslosigkeit, Desinteresse, Lustlosigkeit; unterstützt bei geistigen und anstrengenden Arbeiten; gegen Nervosität, Tagträumerei; belebt die Sinne

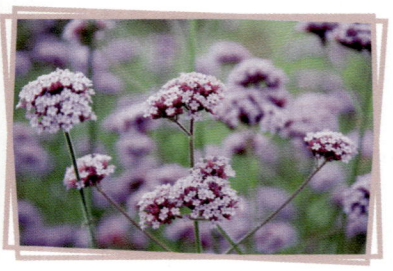

Vorsicht!
Nicht während der Schwangerschaft verwenden. Kann zu allergischen Hautreaktionen führen und unter Sonneneinwirkung Lichtflecken auf der Haut verursachen.

»Eisenkraut Grasse1« besteht aus 10% Eisenkraut und 90% Lemongrass.

Estragon (Dragon, Schlangenkraut)

Name:	Artemisia dracunculus
Familie:	Asteraceae; Korbblütler
Vorkommen:	Deutschland, Frankreich, Italien, Russland
Gewinnung:	Wasserdampfdestillation des Krautes
Duft / Geschmack:	aromatisch, frisch, würzig, herb
Note:	Kopf

Wirkung auf den Körper

abwehrstärkend, antiseptisch, appetitanregend, bakterienvernichtend, blähungsmindernd, durchblutungsfördernd, harntreibend, herzstärkend, krampflösend, magenstärkend, menstruationsfördernd, verdauungsfördernd, virenbekämpfend, wurmtreibend

Anwendung: bei Allergien, Appetitlosigkeit, Asthma, Blähungen, Darmkrämpfen, Darmparasiten, Dickdarmentzündung, Grippe, Herzbeschwerden, Heuschnupfen, Krebs, nervöser Magenverstimmung, Magenkrämpfen, Menstruationsbeschwerden, Rheumatismus, Schlangenbissen, Schluckauf, Zahnschmerzen; fördert die Gelenkbeweglichkeit; zur Giftneutralisation, Immunstärkung

Wirkung auf die Seele

angstlösend, schlaffördernd, stimulierend

Anwendung: bei Nervosität, psychischer Schwäche, Schlaflosigkeit, verleiht Mut und Kraft, wirkt ausgleichend auf das vegetative Nervensystem

Vorsicht!

Nicht während der Schwangerschaft anwenden. Leicht giftig, nur in Maßen einsetzen.

Eukalyptus

Name:	Eucalyptus globulus
Familie:	Myrtaceae; Myrtengewächse
Vorkommen:	Australien, Mittelmeerregion
Gewinnung:	Wasserdampfdestillation der Blätter
Duft/Geschmack:	frisch, intensiv, scharf, bitter
Note:	Kopf

Wirkung auf den Körper
antirheumatisch, antiseptisch, blutreinigend, blutzuckersenkend, geruchsneutralisierend, durchblutungsfördernd, fiebersenkend, hautregenerierend, herztätigkeitssteigernd, krampflösend, parasitentötend, schleimlösend, schmerzlindernd, wundheilend

Anwendung: bei Arthritis, Asthma, Blasenentzündung, Bronchitis, Diabetes, Durchfall, Erkältung, Fieber, Grippe, Hals- und Mundinfektionen, Herpes, Husten, Infektionskrankheiten, Insektenstichen, Ischiasbeschwerden, Katarrh, Kopfschmerzen, Scharlach, Stirnhöhlenentzündung, Tuberkulose, Typhus, Verbrennungen, Verstauchungen, Wunddesinfektion, Wundheilung

Wirkung auf die Seele
anregend, erfrischend, harmonisierend, konzentrationsfördernd, logisches Denken fördernd

Anwendung: bei Arbeitsunlust, Gemütserregung, Trägheit, Unbeweglichkeit, Lustlosigkeit; schenkt Harmonie und Heiterkeit, verleiht ein Gefühl von Weite

Sonstiges: sehr gutes Insektenabwehrmittel, vertreibt Ungeziefer aus Küche und Keller

Vorsicht!
Äußerlich angewendet ungiftig, innerlich giftig. Nicht während homöopathischer Behandlung anwenden! Nicht geeignet für Kleinkinder unter drei Jahren. Kann bei empfindlicher Haut zu leichten Reaktionen führen.

Fenchel, süß (Brotsamen)

Name:	Foeniculum vulgare
Familie:	Apiaceae/Umbelliferae; Doldenblütler
Vorkommen:	Asien, Nord- und Südamerika, Südeuropa
Gewinnung:	Wasserdampfdestillation der Samen
Duft/Geschmack:	lieblich-süß, anisartig
Note:	Herz/Kopf

Wirkung auf den Körper
abführend, antiseptisch, appetitanregend, bakterienvernichtend, blähungsmindernd, blutreinigend, entzündungshemmend, harntreibend, hautstraffend, hungerdämpfend, krampflösend, kreislaufanregend, magenstärkend, menstruationsfördernd, mikrobenabtötend, milchtreibend, milzanregend, regenerierend, schleimlösend, stärkend, wurmtreibend

Anwendung: bei Appetitlosigkeit, Augenschwäche, Asthma, Bauchkrämpfen, Blähungen, Brechreiz, Bronchitis, Durchfall, Erkältung, Gicht, Harnwegsinfektionen, Husten, Keuchhusten, Koliken, Leber- und Gallenfunktionsstörungen, Nierensteinen, Rheumatismus, Schluckauf, Übelkeit, Urinstau, Verdauungsstörungen, Verstopfung, Zahnfleischvereiterungen, Zellulitis; zur Atemvertiefung, Bruststraffung, Anregung von Leber und Milz, Kräftigung des Sehvermögens

Wirkung auf die Seele
nervenberuhigend

Anwendung: bei Angst, Nervosität, geistig-seelischer Unausgeglichenheit, als Nerventonikum (sehr gut); verleiht Mut und Zuversicht; vermittelt Wärme und Geborgenheit

Sonstiges: entgiftet nach starkem Alkohol- und Nikotingenuss

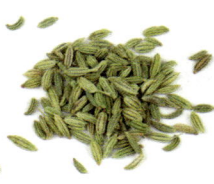

Vorsicht!
In großen Dosen einschläfernd, nicht geeignet für Schwangere und Epileptiker (kann bei Letzteren Anfall auslösen).

Fichtennadel (Rottanne)

Name:	Picea abies
Familie:	Pinaceae; Kieferngewächse
Vorkommen:	Asien, USA, Nord- und Mitteleuropa, Sibirien
Gewinnung:	Wasserdampfdest. Nadeln/Zweigspitzen
Duft/Geschmack:	würzig, frisch, waldig, etwas modrig
Note:	Kopf/Herz

Wirkung auf den Körper
abwehrstärkend, adstringierend, antiseptisch, atemvertiefend, desinfizierend, durchblutungsfördernd, stärkend, entzündungshemmend, harntreibend, Abwehrsystem anregend, hustenreizstillend, kräftigend, mikrobenabtötend, reinigend, schleimlösend, schweißtreibend

Anwendung: bei Asthma, Atemschwäche, Bronchitis, Durchblutungsstörungen, Erkältung, Gicht, Grippe, Husten, Infektionen, Keuchhusten, Kurzatmigkeit, Muskelschmerzen, Nervenschmerzen, Prostatabeschwerden, Rheumatismus, Stirn- und Nebenhöhlenentzündung, Tuberkulosenachbehandlung (Inhalation); zur Hautentgiftung, Immunstärkung, Stimulation der Nebennierenrinde

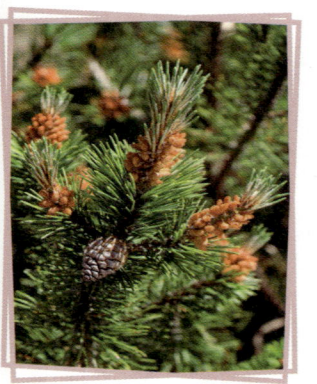

Wirkung auf die Seele
harmonisierend, konzentrationsfördernd, stimmungsanregend, vitalisierend

Anwendung: bei Angst, psychisch bedingtem Asthma, Depressionen, Konzentrationsschwäche, Nervosität; stabilisiert das innere Gleichgewicht

Sonstiges: Sehr gut bei Meditationen, Yoga und Autogenem Training.

Galbanum

Name:	Ferula galbaniflua
Familie:	Apiaceae/Umbelliferae; Doldenblütler
Vorkommen:	Afghanistan, Irak, Iran, Syrien, Türkei
Gewinnung:	Wasserdampfdestillation des Wurzelharzes
Duft/Geschmack:	würzig, waldig, balsamisch, leicht pfeffrig
Note:	Basis

Wirkung auf den Körper
antiseptisch, blähungsmindernd, blutdrucksenkend, entzündungshemmend, harntreibend, hautstraffend, krampflösend, menstruationsfördernd, mikrobenabtötend, schleimlösend, schmerzlindernd, stärkend, verdauungsfördernd

Anwendung: bei Abszessen, Akne, Asthma, Blähungen, Bronchitis, Durchblutungsstörungen, Entzündungen, Falten, Furunkeln, Hautalterung, Husten (chronisch), Krämpfen, Magenverstimmungen, Menstruationsbeschwerden, Muskelschmerzen, prämenstruellem Syndrom (PMS), Reizhusten, Rheumatismus, Wunden; zur Anregung von Leber und Galle, Stärkung der weiblichen Unterleibsorgane (»Mutterharz«)

Wirkung auf die Seele
beruhigend

Anwendung: bei Hysterie, Paranoia, Platzangst, nervösen Spannungen, Stress; löst seelische Verhärtungen

Grapefruit (Pampelmuse)

Name:	Citrus paradisi; Citrus decumana
Familie:	Rutaceae; Rautengewächs
Vorkommen:	Israel, Südafrika, Spanien, USA, Westindien
Gewinnung:	Kaltpressung der Schalen
Duft / Geschmack:	leicht, spritzig, frisch, bittersüß, fruchtig
Note:	Kopf

Wirkung auf den Körper
adstringierend, antiseptisch, appetitanregend, bakterienvernichtend, bindegewebsstärkend, blutreinigend, durchblutungsfördernd, entgiftend, harntreibend, hautregenerierend, hautstraffend, lymphanregend, stärkend

Anwendung: bei Akne, Appetitlosigkeit, Bindegewebsschwäche, Blasenerkrankungen, Gallenschwäche, Grippe, Kopfschmerzen, Muskelkater, verstopften Poren, Schüttelfrost, Überbelastung (von Muskeln, Sehnen und Bändern), Zellulitis; zur körperlichen Entgiftung, Schweißdrüsenregulierung, Thalamusanregung

Wirkung auf die Seele
depressionsmildernd, euphorisierend

Anwendung: bei Angst, Antriebsschwäche, Hektik, Stress, negativen Stimmungen, geistig-seelischer Übermüdung; gegen Lampenfieber, Müdigkeit; fördert die Kreativität, das Selbstvertrauen

Sonstiges: zur Luftverbesserung in Räumen

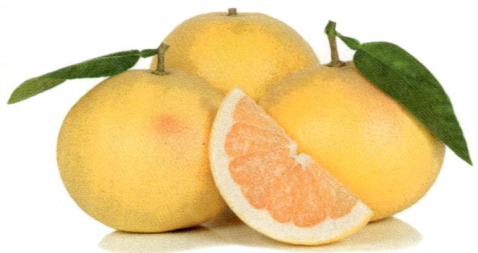

Immortelle (Currykraut, Strohblume)

Name:	Helichrysum angustifolium
Familie:	Asteraceae; Korbblütler
Vorkommen:	Mittelmeerraum
Gewinnung:	Wasserdampfdestillation des blühendes Krauts
Duft / Geschmack:	herb, süß, honigartig, schwer, holzig
Note:	Herz / Basis

Wirkung auf den Körper
adstringierend, antiseptisch, bakterienvernichtend, blutgerinnungshemmend, blutreinigend, entzündungshemmend, galletreibend, harntreibend, krampflösend, hustenreizlindernd, lymphanregend, mikrobenabtötend, pilztötend, stark schleimlösend

Anwendung: bei Abszessen, Akne, Allergien, Asthma, Bauchspeicheldrüsenproblemen, Blutergüssen, Bronchitis, Diabetes, Durchblutungsstörungen, Ekzemen, Entzündungen, Erkältung, Gallenproblemen, Hautkrankheiten, Herz-Kreislauf-Problemen, Husten (chronisch), Magen-Darm-Beschwerden, Muskelzerrungen, Narben, Nasennebenhöhlenentzündungen, Neurodermitis, Rheumatismus, Schuppenflechte, Stirnhöhlenentzündung, Venenproblemen, Venenentzündungen, Verstauchungen, Verbrennungen, Wunden

Wirkung auf die Seele
anregend, erdend, nervenstärkend

Anwendung: bei Lethargie, Niedergeschlagenheit, nervösen Spannungen, Reizbarkeit, Schwächezuständen; fördert Träume (durch Verstärken und besseres Erinnern), Innenschau

Sonstiges: als Sonnenschutzöl und zur Hautpflege nach dem Sonnenbaden, gutes Meditationsöl

Vorsicht!
Nur leicht dosiert verwenden. Erzeugt sehr starke Traumvisionen – bis hin zu Albträumen und Todeserlebnissen.

Ingwer

Name:	Zingiber officinale
Familie:	Zingiberaceae; Ingwergewächse
Vorkommen:	Amerika, südöstliches Afrika, China, Indien, Japan
Gewinnung:	Wasserdampfdestillation der Wurzeln
Duft / Geschmack:	würzig, mild, holzig
Note:	Basis

Wirkung auf den Körper
abführend, anregend, antiseptisch, appetitanregend, atmungsfördernd, auswurffördernd, bakterienvernichtend, blähungsmindernd, durchblutungsfördernd, entzündungshemmend, fiebersenkend, hustenreizlindernd, krampflösend, magenstärkend, oxidationshemmend, schleimlösend, schmerzlindernd, schweißtreibend, stärkend, verdauungsfördernd

Anwendung: bei Appetitlosigkeit, Arthritis, Asthma, Atmungsschwäche, Augenflimmern, Blähungen, Durchblutungsstörungen, Durchfall, Erkältung, Fieber, Grauem Star, Grippe, Beschwerden der Geschlechtsorgane, Hämorrhoiden, Harnwegsinfektionen, Halsschmerzen, Heiserkeit, Husten, Juckreiz, Katarrh, Koliken, Kopfschmerzen, Krämpfen, Nebenhöhlenentzündung, Magengeschwür, Migräne, Muskelschmerzen, Nachtröpfeln des Urins (Inkontinenz), Reisekrankheit, Rheumatismus, Schmerzen, Schüttelfrost, Übelkeit, Verstauchungen, Zerrungen; zur Stärkung der Milz, Sehkraft

Wirkung auf die Seele
aphrodisierend, potenzsteigernd

Anwendung: bei geistig-seelischer Erschöpfung, Gefühllosigkeit, Impotenz; gegen sexuelle Gefühlskälte; löst innere Spannungen; verleiht Unternehmungslust; eröffnet Zukunftsperspektiven

Jasmin

Name:	Jasminum sambac; Jasminum officinale; Jasminum grandiflorum
Familie:	Oleaceae; Oleandergewächse
Vorkommen:	Europa, Nordafrika, Ostasien
Gewinnung:	Alkoholextraktion (Auszug) oder Wasserdampfdestillation der Blüten
Duft / Geschmack:	blumig, sehr süß, exotisch, betörend
Note:	Herz

Wirkung auf den Körper
antiseptisch, blähungsmindernd, entzündungshemmend, hormonregulierend, keimtötend, krampflösend, menstruationsfördernd, milchtreibend, schleimlösend, schmerzlindernd, stärkend, wehenanregend

Anwendung: bei Akne, Ekzemen, Gebärmutterstörungen, Geburt, Hautgeschwüren, Herzklopfen, Heiserkeit, Husten, Leberentzündung, Leberzirrhose, Muskelkrämpfen, Tumoren, Verstauchungen; zur Wehenförderung, Hautpflege (alle Typen); fördert den Milchfluss

Wirkung auf die Seele
depressionsmildernd, aphrodisierend, beruhigend, emotional wärmend, entspannend, erotisch stimulierend (bei Frauen)

Anwendung: bei Angst, Antriebsschwäche, Apathie, Gleichgültigkeit, Impotenz, Lustlosigkeit, Melancholie, Niedergeschlagenheit; zur Öffnung verschlossener Menschen; verleiht Optimismus und Zuversicht; löst seelische Verkrampfungen; stärkt das Selbstvertrauen

Vorsicht!
Nicht innerlich einnehmen. Niedrig dosieren, weil es sonst zu Kopfschmerzen kommen kann. Nicht während der Schwangerschaft verwenden. Jedoch sehr gut zur Förderung der Geburtswehen.

Kamille, blau (Azulen)

Name:	Chamomilla matricaria
Familie:	Asteraceae; Korbblütler
Vorkommen:	Afrika, Asien, Europa, Südamerika, USA
Gewinnung:	Wasserdampfdestillation des blühendes Krauts
Duft / Geschmack:	weich, warm, blumig
Note:	Herz

Wirkung auf den Körper
antiseptisch, bakterienvernichtend, blähungsmindernd, entzündungshemmend, fiebersenkend, galletreibend, hautpflegend, keimtötend, krampflösend, leberanregend, magenstärkend, menstruationsfördernd, pilztötend, schleimlösend, schmerzlindernd, schweißtreibend, verdauungsfördernd, wundheilend, wurmtreibend, zellregenerierend

Anwendung: bei Abszessen, Allergien, Asthma (auch Kinderasthma), Blähungen, Blasenentzündung, Brechdurchfall, Bronchitis, Entzündungen, Erkältung, Ekzemen, Frostbeulen, Furunkeln, Gallenblasenentzündung, Hämorrhoiden, trockener und entzündlicher Haut, Haarausfall, Menstruationsbeschwerden (krampfartig), Migräne, Nasennebenhöhlenentzündungen, Nervenentzündung, Nervenschmerzen, Nesselsucht, Ohrenschmerzen, Sonnenbrand, Stirnhöhlenentzündung, Verbrennungen, Wechseljahresbeschwerden, Schmerzen beim Zahnen, Zahnfleischbluten; zur Bildung weißer Blutkörperchen

Wirkung auf die Seele
beruhigend, depressionsmildernd

Anwendung: bei Schlafstörungen, Gefühlsschwankungen während der Schwangerschaft; löst Energieblockaden

Kamille, römisch

Name: Chamaemelum nobile; Anthemis nobilis
Familie: Asteraceae; Korbblütler
Vorkommen: Süd-, Mittel- und Westeuropa
Gewinnung: Wasserdampfdestillation des blühendes Krauts
Duft / Geschmack: weich, warm, blumig
Note: Herz/Kopf

Wirkung auf den Körper
antiseptisch, bakterienvernichtend, blähungsmindernd, blutdruckausgleichend, fiebersenkend, galletreibend, krampflösend, leberanregend, magenstärkend, menstruationsfördernd, pilztötend, schmerzlindernd, schweißtreibend, verdauungsfördernd, wundheilend, wurmtreibend

Anwendung: bei Abszessen, Akne, Allergien, Anämie, Arthritis, Asthma, Darmbeschwerden, Ekzemen, Entzündungen, Frostbeulen, Furunkeln, Gelenkentzündungen, Gelbsucht, Haarpflege, Harnsteinen, Hautausschlägen, Heiserkeit, Herz-Kreislauf-Problemen, Heuschnupfen, Husten, Insektenstichen, Koliken, Kopfschmerzen, Magenverstimmungen, Migräne, Muskelschmerzen, Nebenhöhlenentzündung, Nervenschmerzen, Neurodermitis, Ohrenschmerzen, Rheumatismus, Schnittverletzungen, Schnupfen, Stirnhöhlenentzündung, Übelkeit, Verbrennungen, Verdauungsstörungen, Wunden, Zahn- und Zahnungsschmerzen; zur Bildung weißer Blutkörperchen

Wirkung auf die Seele
beruhigend, seelisch erwärmend, entkrampfend

Anwendung: bei Ärger, Angst, Depressionen, Hysterie, Schlafstörungen, Schock, Stress, schlechten Träumen, seelischer Unausgeglichenheit, Unruhe; verleiht inneres Gleichgewicht

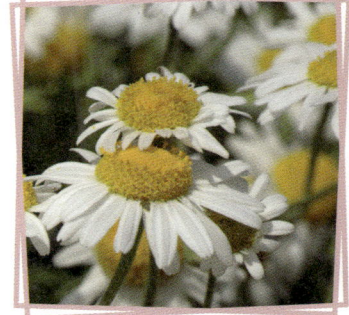

Kampfer, weißer

Name:	Cinnamomum camphora
Familie:	Lauraceae; Lorbeergewächse
Vorkommen:	Florida, Mexiko, Ostafrika, Ostasien
Gewinnung:	Wasserdampfdestillation des Holzes
Duft / Geschmack:	kräftig, würzig, scharf, anregend
Note:	Kopf

Wirkung auf den Körpe

anregend, antiseptisch, bakterienvernichtend, blutdrucksteigernd, desinfizierend, durchblutungsfördernd, entzündungshemmend, harntreibend, herzstärkend, schleimlösend, schmerzlindernd, virenbekämpfend, wundheilend, wurmtreibend

Anwendung: bei Akne, Arthritis, Asthma, Beklemmungsgefühlen im Brustkorb, niedrigem Blutdruck, Bronchitis, Durchfall, Entzündung, Erkältung, Fieber, Grippe, Herzversagen, Husten, Infektionskrankheiten, Krämpfen, Kreislaufschwäche, Lungenentzündung, Mitessern, Muskelschmerzen, drohender Ohnmacht, niedrigem Puls, Rheumatismus, Schüttelfrost, Verstauchungen; zur Herzstärkung

Wirkung auf die Seele

entkrampfend, nervenstärkend, stimmungsaufhellend

Anwendung: bei kreislaufbedingten Depressionen, innerlicher Kälte, großer Schwäche; stabilisiert die innere Verfassung

Sonstiges: zur Insektenabwehr (gegen Flöhe und Motten)

Vorsicht!

Nicht innerlich, nicht während der Schwangerschaft, nicht bei Bluthochdruck, nicht bei Kindern, nicht während einer homöopathischen Behandlung anwenden. Nicht für Epileptiker geeignet. Nur weißen Kampfer verwenden – brauner und gelber Kampfer sind giftig und krebserregend.

Kardamom (Cardamom)

Name:	Elettaria cardamomum
Familie:	Zingiberaceae; Ingwergewächse
Vorkommen:	Sri Lanka, Costa Rica, Indonesien, Indien
Gewinnung:	Wasserdampfdestillation der Samen
Duft/Geschmack:	grün, holzig, balsamisch, kraftvoll, süß, würzig
Note:	Herz/Basis

Wirkung auf den Körper

antiseptisch, appetitanregend, bakterienvernichtend, blähungsmindernd, desinfizierend, geruchsneutralisierend, entwässernd, insektenvernichtend, krampflösend, magenstärkend, pilztötend, schleimlösend, verdauungsfördernd, virenbekämpfend

Anwendung: bei Asthma, Erbrechen, Erkältung, Fieber, Halsschmerzen, Harnwegsinfektionen, Harnverhalten, Hautabschürfungen, Herpes, Husten, Infektionskrankheiten, Ischiasbeschwerden, Kehlkopfentzündungen, Koliken, Kopfschmerzen, Lungenkrankheiten, Mundgeruch, Pilzinfektionen, Schuppen, Sodbrennen, Windpocken, Wunden

Wirkung auf die Seele

leicht aphrodisierend, nervenstärkend

Anwendung: bei Antriebsschwäche, nervöser Belastung, geistigen Erschöpfungszuständen, geistig-seelischer Unausgeglichenheit, Nervenschwäche, Stress; schenkt Optimismus; verleiht Selbstvertrauen und Zuversicht; fördert die Intelligenz

Sonstiges: Insektenabwehr, stark neutralisierend bei Gerüchen

Kiefernnadel (Föhre, Waldföhre, Pinie)

Name: Pinus sylvestris
Familie: Pinaceae; Piniengewächse
Vorkommen: Kanada, Mittel- und Nordeuropa, USA
Gewinnung: Wasserdampfdestillation der Nadeln
Duft/Geschmack: frisch, waldig, würzig
Note: Kopf

Wirkung auf den Körper
abwehrsteigernd, antirheumatisch, antiseptisch, atmungsvertiefend, bakterienvernichtend, blutdrucksteigernd, desinfizierend, durchblutungsfördernd, geruchsneutralisierend, galletreibend, harntreibend, insektenvernichtend, kreislaufanregend, mikrobenabtötend, schleimlösend, virenbekämpfend, wurmtreibend
Anwendung: bei Arthritis, Asthma, Atemwegserkrankungen, Benommenheit, Blasenentzündung, Bronchitis, Durchblutungsstörungen, Erkältung, Gicht, Grippe, Halsschmerzen, Harnwegsinfektionen, schwerer Herztätigkeit, Husten, Katarrh, Krätze, Läusen, Magenkrämpfen, Muskelschmerzen, Nebenhöhlenentzündung, Nervenschmerzen, Prostataentzündung, Pulsunregelmäßigkeiten, Rheumatismus, Rückenverspannungen, Schnitt- und Schürfwunden, Schnupfen, Skorbut, starker Schweißbildung, Schwindel, Stirnhöhlenentzündung, Völlegefühl; zur Anregung der Nebennierenrinde
Wirkung auf die Seele
nervenstärkend
Anwendung: bei Erregungszuständen, Erschöpfung, Impotenz, Schlaflosigkeit, Überreizung des vegetativen Nervensystems; verleiht Mut und Zuversicht, Ruhe und Zufriedenheit; stärkt das Selbstbewusstsein; erhöht die geistig-seelische Belastbarkeit

Sonstiges: traditioneller Saunaaufguss

Kreuzkümmel (Cumin)

Name:	Cuminum cyminum
Familie:	Apiaceae / Umbelliferae; Doldenblütler
Vorkommen:	Asien, Europa, Sibirien
Gewinnung:	Wasserdampfdestillation der Samen
Duft / Geschmack:	würzig, warm
Note:	Basis

Wirkung auf den Körper
anregend, antiseptisch, entgiftend, appetitanregend, bakterienvernichtend, blähungsmindernd, blutreinigend, durchblutungsfördernd, harntreibend, krampflösend, larventötend, magenstärkend, menstruationsfördernd, milchfördernd, oxidationshemmend, stärkend, verdauungsfördernd, wurmtreibend

Anwendung: bei Blähungen, Darmkrämpfen, Durchblutungsstörungen, Durchfall, Gallenkoliken (sehr gut), Gelenkproblemen (Ansammlungen von Flüssigkeit und Giften), Herzflattern, Herzschwäche, Koliken, Kopfschmerzen, Krämpfen, Kreislaufproblemen, Lebererkrankungen, Magenverstimmungen, Magenkrämpfen, Menstruationsbeschwerden, Migräne, rheumatischen Schmerzen, Schwindelzuständen, Verdauungsstörungen, Zahnschmerzen, Zellulitis

Wirkung auf die Seele
erotisierend, nervenstärkend

Anwendung: bei nervöser Erschöpfung; stärkt die Selbstbehauptung; gegen Unausgeglichenheit

Vorsicht!
Nicht während der Schwangerschaft verwenden.

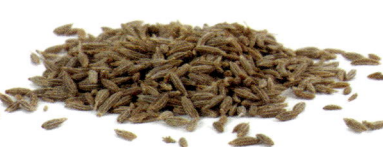

Latschenkiefer (Bergkiefer)

Name: Pinus mugo
Familie: Pinaceae; Piniengewächse
Vorkommen: Alpen (Mitteleuropa)
Gewinnung: Wasserdampfdestillation der Zweige
Duft / Geschmack: frisch, klar, waldig, harzig, balsamisch
Note: Kopf / Herz

Wirkung auf den Körper
antiseptisch, atmungsvertiefend, durchblutungsfördernd, entzündungshemmend, harntreibend, hustenreizlindernd, keimtötend, mikrobenabtötend, schleimlösend, schmerzlindernd, virenbekämpfend
Anwendung: bei Abwehrschwäche, Asthma, Blasenentzündung, Bronchitis, Erkältung, Durchblutungsstörungen, Gallenblasenentzündung, Gelenkschmerzen, Gicht, Harnwegsinfektionen, Husten, Nackensteifheit, Nierenbeschwerden, Rheumatismus, Schultersteifheit, zur Atemwegsbefreiung, Verbesserung der Gewebedurchblutung

Wirkung auf die Seele
gedankenklärend, konzentrationsfördernd, nervenstärkend
Anwendung: bei Angst, Nervenüberreizung, Unsicherheit; verleiht Bodenständigkeit; schenkt Ausdauer, Stärke und Energie

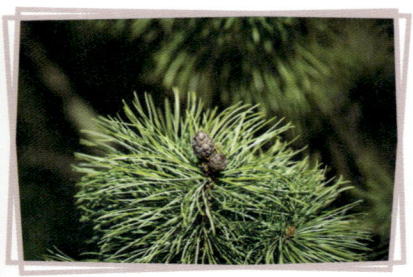

Sonstiges: gut für Saunaaufgüsse, zur Luftreinigung bei Rauchern

Vorsicht!
Nicht innerlich einnehmen. Kann hautreizend wirken und allergische Reaktionen hervorrufen.

Lavandin (Putzlavendel)

Name:	Lavandula intermedia; Lavandula hybrida
Familie:	Labiatae/Lamiaceae; Lippenblütler
Vorkommen:	westliche Mittelmeerländer
Gewinnung:	Wasserdampfdestillation der Rispen und Stängel
Duft/Geschmack:	frisch, krautig, blumig
Note:	Herz

Wirkung auf den Körper

anregend, antiseptisch, blähungswidrig, blutdrucksenkend, geruchsneutralisierend, durchblutungsfördernd, entgiftend, galletreibend, harntreibend, insektenvernichtend, krampflösend, menstruationsfördernd, mikrobenabtötend, parasitentötend, regenerationsfördernd, schmerzlindernd, schweißtreibend, stärkend, wundheilend, wurmtreibend, zellerneuernd

Anwendung: bei Abszessen, Akne, Allergien, Asthma, Beingeschwüren, Blähungen, Blasenentzündung, Bluthochdruck, Bronchitis, Ekzemen, Entzündungen, Fadenpilzinfektionen, Fieber, Fußpilz, Gallenbeschwerden, Grippe, Halsinfektionen, Hautentzündungen, Hefepilzbefall, Herpes, nervösen Herzbeschwerden, Hexenschuss, Insektenstichen, Kehlkopfentzündung, Kopfschmerzen, Krätze, Lähmung, Läusen, Menstruationsbeschwerden, Mundgeruch, Muskelschmerzen, Nervenentzündung, Ohrenschmerzen, Rheumatismus, Schwindel, Schuppenflechte, Übelkeit, Verbrennungen, Verdauungsstörungen, Verstauchungen

Wirkung auf die Seele

anregend, depressionsmildernd, aufbauend, beruhigend, nervenstärkend

Anwendung: bei Albträumen, Angst, Depressionen, Engegefühlen, Hysterie, Schock, Nervosität, Niedergeschlagenheit, Reizbarkeit, Schlaflosigkeit, sexueller Unruhe, Überreiztheit

Sonstiges: Stark keimtötend – wird deshalb gern in Putzmitteln verwendet.

Lavendel extra/fein

Name:	Lavandula officinalis / Lavandula angustifolia
Familie:	Labiatae / Lamiaceae; Lippenblütler
Vorkommen:	französische Alpen (wildwachsend = beste und stärkste Lavendelqualität)
Gewinnung:	Wasserdampfdestillation der Blütenrispen
Duft / Geschmack:	frisch, blumig, krautig, luftig, klar
Note:	Herz

Wirkung auf den Körper

anregend, antiseptisch, blähungsmindernd, blutdrucksenkend, geruchsneutralisierend, durchblutungsfördernd, entgiftend, harntreibend, insektenvernichtend, krampflösend, menstruationsfördernd, mikrobenabtötend, parasitentötend, schmerzlindernd, schweißtreibend, stärkend, wundheilend, wurmtreibend, zellerneuernd

Anwendung: bei Abszessen, Akne, Allergien, Asthma, Bauchkrämpfen, Beingeschwüren, Blähungen, Blasenentzündungen, Bluthochdruck, Bronchitis, Ekzemen, Entzündungen, Epilepsie, Fadenpilzinfektionen, Fieber, Fieberausschlägen, Furunkeln, Fußpilz, Gallenbeschwerden, Grippe, Halsinfektionen, Hautentzündungen, Hefepilzbefall, Herpes, nervösen Herzbeschwerden, Insektenstichen, Ischiasbeschwerden, Katarrh, Kehlkopfentzündung, Keuchhusten, Kopfschmerzen, Krätze, Lähmung, Läusen, Menstruationsbeschwerden, Mundgeruch, Muskelschmerzen, Nervenentzündung, Ohrenschmerzen, Rheumatismus, Reisekrankheit, zu starker Schweißbildung, Schwindel, Schuppen, Schuppenflechte, Übelkeit, Verbrennungen, Verdauungsstörungen, Verstauchungen, Weißfluss, Wunden; zur Bildung weißer Blutkörperchen, Stärkung des Immunsystems

Wirkung auf die Seele

anregend, aufbauend, beruhigend, nervenstärkend, depressionsmildernd

Anwendung: bei Albträumen, Angst, Depressionen, Engegefühlen

Lavendelsalbei (Spanischer Salbei)

Name:	Salvia lavandulifolia
Familie:	Labiatae/Lamiaceae; Lippenblütler
Vorkommen:	Frankreich, Spanien
Gewinnung:	Wasserdampfdestillation des Krautes
Duft/Geschmack:	mild kampferartig, frisch, krautig
Note:	Kopf/Herz

Wirkung auf den Körper
adstringierend, anregend, antiseptisch, blähungsmindernd, blutdrucksenkend, blutreinigend, geruchsneutralisierend, entzündungshemmend, fiebersenkend, krampflösend, magenstärkend, menstruationsfördernd, mikrobenabtötend, nervenstärkend, schleimlösend, verdauungsfördernd

Anwendung: bei Akne, Arthritis, Asthma, Durchblutungsstörungen, Ekzemen, Erkältung, Gelbsucht, Grippe, Haarausfall, Kopfschmerzen, Leberstauung, Menstruationsbeschwerden, Muskelschmerzen, Rheumatismus, Schuppen, starker Schweißbildung

Wirkung auf die Seele
ausgleichend, stimmungsaufhellend

Anwendung: bei nervöser Erschöpfung

Vorsicht!
Nicht während der Schwangerschaft anwenden.

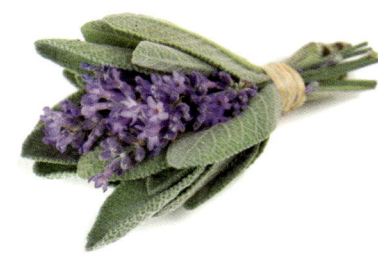

Lemongrass (Zitronengras)

Name: Cymbopogon citratus / Cymbopogon flexuosus
Familie: Poaceae; Süßgräser
Vorkommen: Afrika, Asien, Südamerika, tropische Gebiete
Gewinnung: Wasserdampfdestillation des Krautes
Duft / Geschmack: frisch, kräftig, kühl, zitrusartig
Note: Kopf

Wirkung auf den Körper
abwehrstärkend, adstringierend, antiseptisch, bakterienvernichtend, blähungsmindernd, geruchsneutralisierend, entgiftend, entschlackend, fiebersenkend, gefäßerweiternd, gefäßstärkend, lymphflussanregend, mikrobenabtötend, milchtreibend, oxidationshemmend, pilztötend, schleimlösend, schmerzlindernd, stärkend, verdauungsfördernd, virenbekämpfend
Anwendung: bei Akne, Bindegewebsschwäche, Blähungen, Blutergüssen, Darmentzündungen, Dickdarmkatarrh, Durchblutungsstörungen, Durchfall, Erkältungskrankheiten, Fieber, Flöhen, Fußpilz, Infektionskrankheiten, Kopfschmerzen, Krampfadern, Läusen, Magenverstimmung, Muskelschmerzen, Ödemen, Quetschungen, zu starker Schweißbildung, Verstopfung, Zeckenbissen, Zerrungen; zur Straffung des Gewebes

Wirkung auf die Seele
depressionsmildernd, nervenstärkend
Anwendung: bei nervöser Erschöpfung, Stressbeschwerden

Sonstiges: zur Insektenabwehr

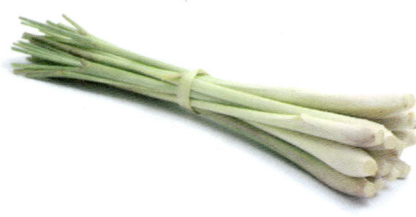

Vorsicht!
Kann in Einzelfällen zu leichten allergischen Reaktionen führen und Lichtflecken auf der Haut verursachen.

Limette

Name: Citrus aurantifolia
Familie: Rutaceae; Rautengewächse
Vorkommen: Italien, Mexiko
Gewinnung: Kaltpressung oder Wasserdampfdestillation
Duft / Geschmack: frisch, zitronig, süß, grün, fein-herb
Note: Kopf

Wirkung auf den Körper
antiseptisch, appetitanregend, bakterienvernichtend, blähungsmindernd, desinfizierend, fiebersenkend, harntreibend, magenanregend, stärkend, virenbekämpfend
Anwendung: bei Akne, Anämie (Blutarmut), Arthritis, Asthma, Bindegewebsschwäche, Bluthochdruck, Bronchitis, Durchblutungsstörungen, Erkältung, Faltenbildung, Fieber, Furunkeln, Grippe, Halsinfektionen, Hautirritationen, Herpes, Hornhaut, Infektionen, Insektenstichen, Katarrh, Korpulenz (Dickleibigkeit), Krampfadern, Leber- und Gallenleiden, Magen-Darm-Problemen, Mundschleimhautgeschwüren, brüchigen Nägeln, Nasenbluten, neurovegetativer Funktionsstörung, Rheumatismus, Schnittverletzungen, Skorbut, Verdauungsstörungen, Warzen, Zellulitis; zur Pflege und Straffung der Haut

Wirkung auf die Seele
depressionsmildernd, aufhellend, energiespendend, erheiternd, erfrischend, leicht erotisierend, inspirierend
Anwendung: bei Antriebslosigkeit, Arbeitsunlust, Depressionen, Lustlosigkeit, Müdigkeit; fördert die Fantasie

Sonstiges: Deodorant

Vorsicht!
Kann Lichtflecken auf der Haut verursachen.

Mairose

Name:	Rosa centifolia
Familie:	Rosaceae; Rosengewächse
Vorkommen:	Marokko
Gewinnung:	Extraktion (Auszug) der Blüte mit Hexan
Duft / Geschmack:	fein, blumig, rosig
Note:	Herz

Wirkung auf den Körper
abführend, adstringierend, bakterienvernichtend, blutreinigend, blutstillend, entzündungshemmend, galletreibend, leberanregend, magenstärkend, menstruationsfördernd, virenbekämpfend
Anwendung: bei Asthma, Durchblutungsstörungen, Ekzemen, Falten, Gallenentzündungen, Gebärmutterstörungen, Herpes, Herzklopfen, Heuschnupfen, Husten, Kopfschmerzen, Leberstauungen, Menstruationsbeschwerden, Tuberkulose, Übelkeit, Weißfluss; zur Hautpflege

Wirkung auf die Seele
aphrodisierend, ausgleichend, stimmungsaufhellend, depressionsmildernd
Anwendung: bei Depressionen, Frigidität, Impotenz, Schlaflosigkeit, Stress

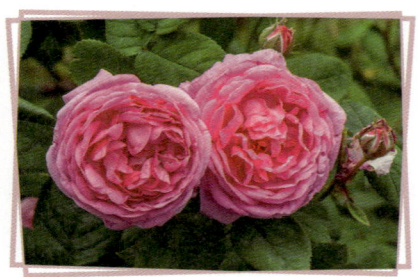

Majoran

Name:	Origanum majorana
Familie:	Labiatae / Lamiaceae; Lippenblütler
Vorkommen:	Ägypten, Iran, Libanon, Mittelmeerraum
Gewinnung:	Wasserdampfdestillation des blühenden Krautes
Duft / Geschmack:	warm, würzig, krautig, kräftig
Note:	Kopf / Herz

Wirkung auf den Körper
abführend, antiseptisch (stark), bakterienvernichtend, beruhigend, blähungsmindernd, blutdrucksenkend, desinfizierend, entzündungshemmend, gefäßerweiternd, harntreibend, herzwirksam, krampflösend, magenstärkend, menstruationsfördernd, nervenstärkend, oxidationshemmend, pilztötend, schleimlösend (stark), schmerzlindernd, schweißtreibend, stärkend, verdauungsfördernd, virenbekämpfend, wundheilend

Anwendung: bei Akne, Arthritis, Asthma, Blähungen, Blutergüssen, Bluthochdruck, Bronchitis, Darmproblemen, Durchblutungsstörungen, Ekzemen, Gelenkschmerzen, Gicht, Gliederschmerzen, Halsentzündung, Hautproblemen, nervösen Herzbeschwerden, Heuschnupfen, Husten, Ischiasbeschwerden, Kopfschmerzen, Krampfadern, Leberfunktionsstörungen, Magenproblemen, Muskelkater, Nebenhöhlenentzündung, Prellungen, Quetschungen, Rheumatismus, Verstauchungen, Verstopfung, Weißfluss, Zahnschmerzen, Zeckenbissen, Zerrungen; zur Aktivierung der Nierentätigkeit

Wirkung auf die Seele
depressionsmildernd, beruhigend, seelisch entkrampfend, harmonisierend, nervenstärkend, schlaffördernd, sexuell dämpfend

Anwendung: bei Angst, Depressionen, Hysterie, Nervenüberreizung, Schlaflosigkeit, Stress, Überforderung, Unruhe, nervösen Zuckungen

Vorsicht!
Nicht während der Schwangerschaft anwenden. Wirkt sehr stark – nur in kleinen Mengen einsetzen.

Mandarine (Tangerine, Satsuma)

Name:	Citrus reticulata; Citrus deliciosa
Familie:	Rutaceae; Rautengewächse
Vorkommen:	Amerika, Asien, Frankreich, Italien, Spanien
Gewinnung:	Kaltpressung der Schalen
Duft / Geschmack:	süßlich, blumig, lieblich, weich-fruchtig
Note:	Kopf

Wirkung auf den Körper
abführend, antiseptisch, appetitanregend, blähungsmindernd, harntreibend, abwehrstärkend, krampflösend (mild), lymphflussanregend, revitalisierend, stärkend, verdauungsfördernd
Anwendung: bei Akne, Darmbeschwerden, Magenverstimmung, Migräne, Muskelverspannung, Narben, Pickeln, Schluckauf, Schwangerschaftsstreifen, Verdauungsproblemen, Wasseransammlungen in Gelenken; zur Gesichtspflege, Hautpflege, Rekonvaleszenz

Wirkung auf die Seele
depressionsmildernd, seelisch aufbauend, erheiternd, inspirationsfördernd, stimmungshebend
Anwendung: bei Aggressionen, Ängsten (bei Kindern), seelischen Krisen, cholerischen Menschen (beruhigend), Hyperaktivität (bei Kindern), Melancholie, Ruhelosigkeit, schulischer Überforderung, nervösen Verspannungen, Schlaflosigkeit, Trauerbewältigung; gibt Optimismus

Vorsicht!
Erhöht die Lichtempfindlichkeit der Haut.

Manuka

Name:	Leptospermum scoparium
Familie:	Myrtaceae; Myrtengewächse
Vorkommen:	Australien, Neuseeland
Gewinnung:	Wasserdampfdestillation der Blätter und Zweige
Duft / Geschmack:	eigen, etwas süßlich, erdig, würzig
Note:	Herz

Wirkung auf den Körper
abwehrstärkend, antiseptisch, bakterientötend, entzündungshemmend, juckreizlindernd, pilztötend (stark), schleimlösend, schmerzlösend, wundheilend
Anwendung: bei Abszessen, Akne, Allergien, Arthritis, Asthma, Blasenentzündung, Candida albicans, Erkältung, Ekzemen, Fußpilz, Grippe, Gürtelrose, Hautausschlägen, Hautirritationen, Nebenhöhlenentzündung, Polyarthritis, Rheumatismus, Schuppenflechte, Stirnhöhlenentzündung, Tuberkulose, Zahnfleischproblemen; zum Ausgleich des Hormonhaushalts
Wirkung auf die Seele
psychisch aufbauend
Anwendung: bei innerer Unruhe, Schlafstörungen

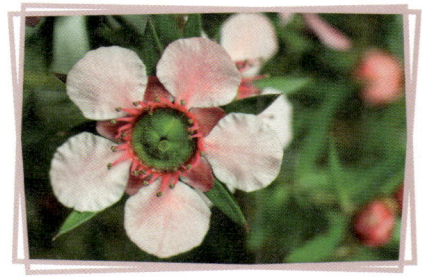

Mastix (Pistazienöl)

Name:	Pistacia lentiscus
Familie:	Anacardiaceae; Sumachgewächse
Vorkommen:	Kanarische Inseln, Mittelmeerregion
Gewinnung:	Wasserdampfdestillation des Harzes
Duft / Geschmack:	schwach balsamisch, terpentinartig
Note:	Basis

Wirkung auf den Körper
adstringierend, anregend, antiseptisch, blutdrucksenkend, harntreibend, hustenreizlindernd, krampflösend, mikrobenabtötend, schleimlösend

Anwendung: bei Arthritis, Blasenentzündung, hohem Blutdruck (nervlich bedingt), Bronchitis, Durchfall, Erkältungen, Fadenpilzinfektion, Flöhen, Furunkeln, Gicht, Harnröhrenentzündung, Ischiasbeschwerden, Katarrh, Keuchhusten, Krätze, Läusen, Muskelschmerzen, Nervenschmerzen, Rheumatismus, Weißfluss, Wunden

Wirkung auf die Seele
seelisch anregend, aufbauend, stimulierend

Anwendung: bei seelischer und nervlicher Abgespanntheit, Angst, Unruhe; stärkt das Selbstvertrauen

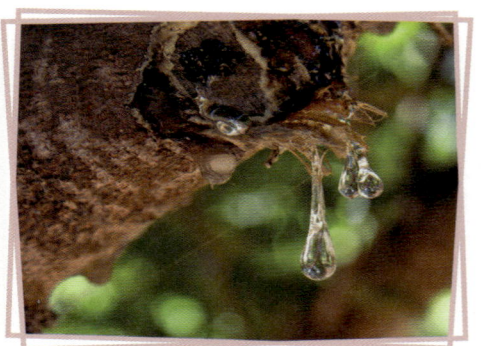

Vorsicht!
Kann in Einzelfällen leicht allergische Reaktionen hervorrufen.

Melisse (Zitronenmelisse, Gartenmelisse)

Name: Melissa officinalis
Familie: Labiatae/Lamiaceae; Lippenblütler
Vorkommen: Europa, Mittelmeerregion, Südamerika
Gewinnung: Wasserdampfdestillation des Krautes
Duft/Geschmack: leicht, frisch, zitrusartig
Note: Herz

Wirkung auf den Körper
bakterienvernichtend, blähungsmindernd, blutdrucksteigernd, fiebersenkend, krampflösend, magenstärkend, menstruationsfördernd, schweißtreibend, gebärmutterstärkend/-unterstützend, virenbekämpfend, wurmtreibend
Anwendung: bei Allergien, Asthma, Blähungen, hohem Blutdruck, Blutergüssen, Bronchitis, Darmbeschwerden, Ekzemen, Erbrechen, Herpes, nervösen Herzbeschwerden, Herzschwäche, Heuschnupfen, chronischem Husten, Insektenstichen, Kreislaufschwäche, Kopfschmerzen, Koliken, Magenverstimmung, Menstruationsbeschwerden, Prellungen, Reisekrankheit, Schilddrüsenerkrankung, Schluckauf, Schuppen, Schwindel, Übelkeit, Wechseljahresbeschwerden; zur Hautpflege

Wirkung auf die Seele
beruhigend, seelisch harmonisierend, nervenstärkend, depressionsmildernd
Anwendung: bei Albträumen, Angst, nervlicher Anspannung, seelischem Herzschmerz, Liebeskummer, Melancholie, Nervenzusammenbruch, Niedergeschlagenheit, Prüfungsangst, Schlafstörungen, Schock, Stress, Trauer, Wetterfühligkeit, Wut; schenkt Frieden und Gelassenheit; verleiht Stärke und Ausdauer

Sonstiges: Insektenschutz

Vorsicht!
Stark verdünnen – kann sonst zu Hautreizungen und allergischen Reaktionen führen.

Minzöl (Ackerminze)

Name:	Mentha arvensis
Familie:	Labiatae/Lamiaceae; Lippenblütler
Vorkommen:	Asien, Europa, Südamerika
Gewinnung:	Wasserdampfdestillation der Blätter und Blüten
Duft/Geschmack:	frisch, leicht scharf
Note:	Kopf

Wirkung auf den Körper
anregend, antiseptisch, blähungsmindernd, krampflösend, leberanregend, magenstärkend, menstruationsfördernd, mikrobenabtötend, schleimlösend, schmerzlindernd, schweißhemmend, verdauungsfördernd

Anwendung: bei Asthma, Bronchitis, Durchfall, Erbrechen, Erkältung, Föhnbeschwerden, Gallensteinen, Gelenkschmerzen, Herzklopfen, Husten, Ischiasbeschwerden, Kopfschmerzen, Lähmungen, Migräne, Mundgeruch, Mundschleimhautentzündung, Muskelschmerzen, Nebenhöhlenentzündung, Ohnmacht, Schnupfen, Schock, Schwindel, Tuberkulose, Übelkeit, Zahnschmerzen

Wirkung auf die Seele
belebend, erfrischend, gedächtnisstärkend, konzentrationsfördernd, triebdämpfend

Anwendung: bei Konzentrationsschwäche, geistigen Erschöpfungszuständen, seelischen Schockzuständen, Wetterfühligkeit; fördert klares Denken und die Vernunft

Vorsicht!
Nicht anwenden bei Heuschnupfen. Nicht während einer homöopathischen Behandlung einsetzen. Nicht innerlich anwenden bei Kindern unter sechs Jahren.

Muskatellersalbei

Name:	Salvia sclarea
Familie:	Labiatae/Lamiaceae; Lippenblütler
Vorkommen:	Kleinasien, Nordafrika, Russland, Südeuropa
Gewinnung:	Wasserdampfdestillation des blühenden Krautes
Duft/Geschmack:	süß, nussartig, leicht holzig, intensiv krautig
Note:	Kopf/Herz

Wirkung auf den Körper
abführend, adstringierend, antibakteriell, antiseptisch, blähungswidrig, blutdrucksenkend, geruchsneutralisierend, entzündungshemmend, fiebersenkend, krampflösend, magenstärkend, menstruationsfördernd, mikrobenabtötend, pilztötend, schweißregulierend, stärkend, verdauungsfördernd

Anwendung: bei Akne, Asthma, Atemwegsentzündungen, Augenentzündung, Blähungen, Bluthochdruck, Bronchitis, Falten, Geschwüren, Grippe, Haarausfall, Harnwegsentzündung, Keuchhusten, Kopfschmerzen, Magenkrämpfen, Menstruationsbeschwerden, Muskelschmerzen, Nierenleiden, ausbleibender oder schmerzhafter Periode, prämenstruellem Syndrom (PMS), Schuppen, zu starker Schweißbildung, Verdauungsstörungen, Wechseljahresbeschwerden, Zahnschmerzen

Wirkung auf die Seele
entspannend, stark euphorisierend, inspirierend, nervenstärkend; stimmungsaufhellend

Anwendung: bei Angst, Depressionen, Frigidität, Hyperaktivität (bei Kindern), Hysterie, Impotenz, Müdigkeit, Nervosität, Niedergeschlagenheit, Pubertätskrisen, Schlaflosigkeit, Unausgeglichenheit, Verfolgungsangst, Weinerlichkeit; zur Aktivierung der Träume

Vorsicht!
Nicht anwenden während der Schwangerschaft. Nicht zusammen mit eisenhaltigen Medikamenten und nicht mit Alkohol verwenden – wirkt sonst stark einschläfernd.

Muskatnuss (Macisblüte)

Name:	Myristica fragrans
Familie:	Myristicaceae; Muskatnussgewächse
Vorkommen:	Borneo, Brasilien, China, Indien, Sri Lanka
Gewinnung:	Wasserdampfdestillation der Blütensamen
Duft / Geschmack:	warm, würzig, herb, aromatisch, weich
Note:	Basis

Wirkung auf den Körper

anregend, antirheumatisch, antiseptisch, appetitanregend, blähungsmindernd, durchblutungsfördernd, erbrechenverhindernd, krampflösend, kreislaufanregend, larventötend, magensaftanregend, menstruationsfördernd, oxidationshemmend, schmerzlindernd, stärkend, verdauungsfördernd (stark)

Anwendung: bei Arthritis, Bakterieninfektionen, Blähungen, niedrigem Blutdruck, Darmbeschwerden, Durchblutungsstörungen, Durchfall, Gallenbeschwerden, Gelenkschmerzen, Gicht, Grippe, Hämorrhoiden, Herzschwäche, Ischiasbeschwerden, Kreislaufschwäche, Kreislaufschwankungen, Leberbeschwerden, Magenverstimmung, Mundgeruch, Muskelkater, Muskelschmerzen, Nasenbluten, Nervenentzündungen, Rheumatismus, Ruhr, Schmerzzuständen, Übelkeit, träger Verdauung

Wirkung auf die Seele

stark anregend, depressionsmildernd, konzentrationsfördernd, nervenstärkend, traumfördernd

Anwendung: bei Benommenheit, Depressionen, Energielosigkeit, Frigidität, Impotenz, Konzentrationsschwäche, Müdigkeit, Schlafsucht, innerem Zittern; zur Anregung der Hirntätigkeit

Vorsicht!

Sparsam verwenden, kann bei großen Mengen zu Rauschzuständen oder Herzrasen und Übelkeit führen. Nicht geeignet für Epileptiker und für Kleinkinder. Nicht während der Schwangerschaft anwenden.

Myrrhe

Name:	Commiphora myrrha / Commiphora molmol / Commiphora abyssinica
Familie:	Burseraceae; Balsamgewächse
Vorkommen:	Arabien, Jemen, Nord- und Ostafrika
Gewinnung:	Extraktion oder Wasserdampfdestillation der Harze
Duft/Geschmack:	balsamisch, warm-würzig, herb-bitter
Note:	Herz

Wirkung auf den Körper
adstringierend, antiseptisch, blähungsmindernd, blutstillend, desinfizierend, durchblutungsfördernd, entzündungshemmend, hautstraffend, menstruationsfördernd, pilztötend, schleimlösend, vitalisierend, wundheilend

Anwendung: bei Arthritis, Asthma, Bronchitis, Drüsenfieber, Erkältung, Ekzemen, Fußpilz, Geschwüren, Hämorrhoiden, Hautalterung, Hautproblemen, Heiserkeit (zum Gurgeln), Husten, Juckreiz, Katarrh, Menstruationsschmerzen, Mundgeruch, Muskelschmerzen, Rachenentzündung, Rheumatismus (als Rheumapflaster), Stimmverlust, Verdauungsbeschwerden, Zahn- und Zahnfleischproblemen

Wirkung auf die Seele
reinigt die Seele, fördert innere Ruhe und Ausgeglichenheit, gibt Kraft, wirkt ausgleichend bei psychischer Erschöpfung

Anwendung: bei Antriebslosigkeit, geistiger Müdigkeit; steigert Optimismus, Zuversicht

Sonstiges: Meditationsöl

Vorsicht!
Nicht während der Schwangerschaft einsetzen – Myrrhe regt die Gebärmutter an.

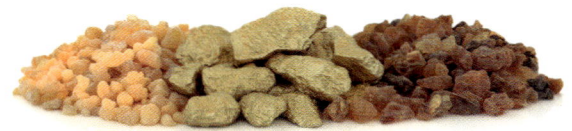

Myrte

Name:	Myrtus communis
Familie:	Myrtaceae; Myrtengewächse
Vorkommen:	Mittelmeerraum, Pakistan
Gewinnung:	Wasserdampfdestillation der Zweigspitzen
Duft / Geschmack:	frisch, krautig, leicht würzig, leicht balsamig
Note:	Kopf / Herz

Wirkung auf den Körper
abwehrstärkend, adstringierend, antiseptisch, auswurffördernd, geruchsneutralisierend, entzündungshemmend, hautpflegend, schleimlösend, schmerzlindernd

Anwendung: bei Akne, Allergien, Blasenentzündung, Bronchitis, Darmbeschwerden, Durchfall, Gelenkschmerzen, Halsentzündung, Hämorrhoiden, Hautproblemen, Heiserkeit, Husten, Keuchhusten, Lungeninfektion, Muskelschmerzen, Nasenschleimhautentzündung, Ohrenentzündung, Prostataentzündung, Raucherhusten, rheumatischen Beschwerden, Schnupfen, Stirnhöhlenentzündung, Tuberkulose, Unterleibsbeschwerden; zur Gesichtspflege; wirkt entstauend auf das Lymphsystem

Wirkung auf die Seele
ausgleichend, harmonisierend

Anwendung: bei Angst, geistig-seelischer Unausgeglichenheit, Reizbarkeit, Selbstzerstörung, Stimmungsschwankungen, Todesängsten, Überarbeitung, Unsicherheit, Verzweiflung; schenkt Gelassenheit; gibt Kraft

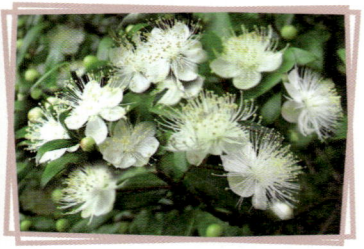

Sonstiges: gutes Meditationsöl, reinigt die Aura

Narde

Name:	Nardostachys jatamansi
Familie:	Valerianaceae; Baldriangewächse
Vorkommen:	Himalajagebirge (Indien und China)
Gewinnung:	Wasserdampfdestillation der Wurzel
Duft / Geschmack:	herb, bitter, erdig, weich, süß-holzig
Note:	Basis

Wirkung auf den Körper
abführend, bakterienvernichtend, blutdrucksenkend, geruchsneutralisierend, fiebersenkend, herzstärkend, krampflösend, magenstärkend, pilztötend

Anwendung: bei Allergien, Darmkoliken, nervöser Darmschwäche, Entzündungen, Epilepsie, Gallenstörungen, Hautirritationen, nervösen Herzbeschwerden, nervösen Kreislaufstörungen, Koliken, nervöser Magenschwäche, Menstruationsbeschwerden, Migräne, Unterleibserkrankungen

Wirkung auf die Seele
anregend, beruhigend, entspannend, nervenstärkend, schlaffördernd, stabilisierend

Anwendung: bei Leistungsdruck, Nervenschwäche, Unausgeglichenheit, Schlaflosigkeit, Stress; löst emotionale Blockaden, schenkt Gelassenheit, gibt Kraft

Sonstiges: gutes Meditationsöl

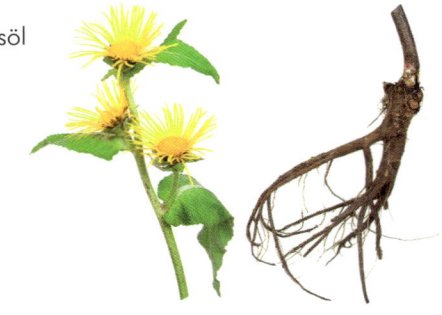

Nelke (Eugenol, Gewürznelke)

Name:	Syzygium aromaticum; Eugenia caryophyllata
Familie:	Myrtaceae; Myrtengewächse
Vorkommen:	Ostafrika, Sansibar, Südostasien
Gewinnung:	Wasserdampfdestillation
Duft/Geschmack:	süßlich, würzig, leicht scharf, holzig
Note:	Herz/Basis

Wirkung auf den Körper
antibiotisch, antiseptisch, blähungsmindernd, geruchsneutralisierend, erbrechenverhindernd, geburtsfördernd, krampflösend, larventötend, magenstärkend, oxidationshemmend, verdauungsfördernd, virenbekämpfend, wehenfördernd, wundheilend
Anwendung: bei Akne, Arthritis, Asthma, Bronchitis, Darmparasiten, Durchfall, Erkältungen, Fieber, Fußpilz, Geschwüren, Koliken, Krätze, Magen-Darm-Beschwerden, Mundgeruch, Mundschleimhautentzündungen (zum Gurgeln), Prellungen, Quetschungen, Rheumatismus, Schnittverletzungen, Übelkeit, Verbrennung, Verdauungsstörungen, Verstauchungen, Warzen, Wunden, Zahnschmerzen; zur Linderung der Wehenschmerzen

Wirkung auf die Seele
aphrodisierend, harmonisierend, inspirierend, konzentrationsfördernd, nervenstärkend, sexuell anregend, sinnlich
Anwendung: bei Gedächtnisschwäche, geistig-seelischen Blockaden, Introvertiertheit, Stress; schenkt Geborgenheit; löst seelische Konflikte; verleiht Kraft zum Loslassen

Sonstiges: zur Insektenabwehr

Vorsicht!
Nur stark verdünnt verwenden – kann zu Hautreizungen führen. Nicht während der Schwangerschaft anwenden.

Neroli (Orangenblüte)

Name:	Citrus aurantium var. amara; Citrus bigaradia
Familie:	Rutaceae; Rautengewächse
Vorkommen:	Nordafrika, Naher Osten, Südeuropa
Gewinnung:	Wasserdampfdestillation oder Extraktion
Duft / Geschmack:	warm, süßlich, blumig-zart, lieblich
Note:	Herz

Wirkung auf den Körper
antiseptisch, bakterienvernichtend, blähungsmindernd, geruchsneutralisierend, hautpflegend, herzberuhigend, herzrhythmusregulierend, herzstärkend, krampflösend, pilztötend, regenerierend, verdauungsfördernd
Anwendung: bei Bronchitis, Darmproblemen, Kopfschmerzen, Leberbeschwerden, Magenproblemen, Menstruationsbeschwerden, prämenstruellem Syndrom (PMS); zur Hautpflege, Stimulation der Zellerneuerung

Wirkung auf die Seele
aphrodisierend, depressionsmildernd (stark), seelisch entkrampfend, erotisierend
Anwendung: bei Angst, Arbeitsunlust, psychosomatischen Beschwerden, emotionaler Dünnhäutigkeit, seelischer Erschöpfung, Nervosität, Prüfungsangst, Schlaflosigkeit, Schock, Verzweiflung, Hysterie; verbessert das Gedächtnis, heilt seelische Narben

Sonstiges: stärkt die Aura; »Seelenöl«/»Balsam für die Seele« (sehr gut)

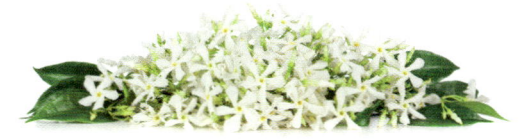

Niaouli

Name:	Melaleuca viridiflora
Familie:	Myrtaceae; Myrtengewächse
Vorkommen:	Australien, Nordafrika
Gewinnung:	Wasserdampfdestillation der Blätter und Zweige
Duft / Geschmack:	krautig, scharf, kampferartig, hell, klar
Note:	Kopf / Herz

Wirkung auf den Körper
abwehrstärkend, antiseptisch (stark), bakterienvernichtend, entzündungshemmend, fiebersenkend, krampflösend, pilztötend, schleimlösend, schmerzstillend, schweißtreibend, virenbekämpfend

Anwendung: bei Akne, Arthritis, Asthma, Blasenentzündung, Bronchitis, Darmparasiten, Darmstörungen, Furunkeln, Gelenkschmerzen, Geschwüren, Grippe, Gürtelrose, Harnwegsinfektionen, Hautproblemen, Herpes (Lippenbläschen), Keuchhusten, Kopfschmerzen, Magenstörungen, Muskelverspannungen, Nebenhöhlenentzündung, Niereninfektionen, Pergamenthaut, Polyarthritis, rheumatischen Beschwerden, Schleimhautentzündungen, Schnupfen, Stirnhöhlenentzündung, Verbrennungen, Würmern, Wunden

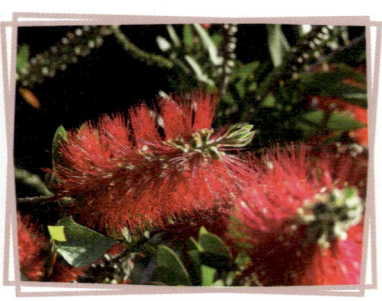

Wirkung auf die Seele
anregend, konzentrationsfördernd, stärkend, depressionsmildernd

Anwendung: bei Angst, Antriebslosigkeit, Depressionen

Orange (Apfelsine)

Name:	Citrus aurantium; Citrus sinensis
Familie:	Rutaceae; Rautengewächse
Vorkommen:	Afrika, China, Pakistan, Südeuropa, USA
Gewinnung:	Kaltpressung der Schalen
Duft / Geschmack:	frisch, süßlich, warm, fruchtig
Note:	Kopf

Wirkung auf den Körper
antiseptisch, appetitanregend, bakterienvernichtend, blähungsmindernd, blutdrucksenkend, desinfizierend, entschlackend, entzündungshemmend, fiebersenkend, gewebestärkend, hautentschlackend, hautstraffend, herzstärkend, magenstärkend, pilztötend, verdauungsfördernd

Anwendung: bei Blasenentzündung, Fieber, Gallenstau, Korpulenz, Mundschleimhautgeschwüren, Nierenproblemen, Verdauungsstörungen, Verstopfung, Wasseransammlung, Zahnfleischentzündung, Zellulitis; anregend für den Lymphfluss; zur Hautentschlackung, Hautpflege

Wirkung auf die Seele
aufmunternd, entspannend, erheiternd, harmonisierend, wärmend; depressionsmildernd

Anwendung: bei Angst, Depressionen, Herzklopfen, Konzentrationsschwäche, Nervosität, Schlaflosigkeit, Schwermut, Stress, Traurigkeit, Verbissenheit

Vorsicht!
Kann Lichtflecken auf der Haut verursachen.

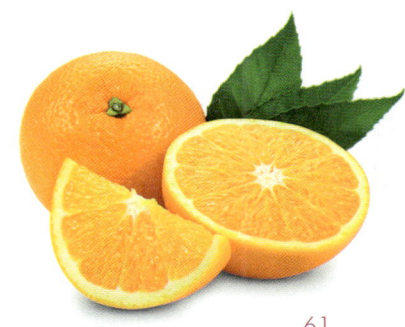

Oregano (Wilder Majoran)

Name:	Origanum vulgare
Familie:	Labiatae/Lamiaceae; Lippenblütler
Vorkommen:	Mittel- und Südeuropa, Nordafrika, Russland
Gewinnung:	Wasserdampfdestillation der Blätter
Duft/Geschmack:	herb, dumpf, leicht scharf, würzig
Note:	Basis

Wirkung auf den Körper
appetitanregend, auswurffördernd, bakterienvernichtend, blähungsmindernd, durchblutungsfördernd, entzündungshemmend, fiebersenkend, harntreibend, krampflösend, keimtötend (stark), magenstärkend, menstruationsfördernd, schleimlösend, schmerzlindernd, schweißtreibend, wurmtreibend, zellschützend
Anwendung: bei Akne, Appetitlosigkeit, Asthma, Bronchitis, Durchblutungsstörungen, Durchfall, Ekzemen, Erbrechen, Fußpilz, Gelbsucht, Gelenkschmerzen, Grippe, Hautparasiten, fiebrigen Infektionen, Insektenstichen, Keuchhusten, Koliken, Läusen, Magenschwäche, Muskelschmerzen, Nebenhöhlenentzündung, Reizhusten, Rheumatismus, Stirnhöhlenentzündung, Zellulitis; zur Hautpflege

Wirkung auf die Seele
gedächtnisanregend
Anwendung: bei Altersbeschwerden, psychosomatischen Erkrankungen, Gedächtnisschwäche; wirkt ausgleichend auf den inneren Kräftehaushalt

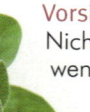

Vorsicht!
Nicht während der Schwangerschaft anwenden. Wirkt hautreizend.

Palmarosa (Ingwergras, Gingergrass)

Name:	Cymbopogon martinii
Familie:	Poaceae; Süßgräser
Vorkommen:	Java (Indonesien), Nordafrika, Ostindien
Gewinnung:	Wasserdampfdestillation des Grases
Duft / Geschmack:	grasig, fein blumig, rosenartig, frisch
Note:	Herz / Kopf

Wirkung auf den Körper
antiseptisch, bakterienvernichtend, blutdrucksenkend, durchblutungsfördernd, entzündungshemmend, fiebersenkend, hautpflegend, krampflösend, schmerzlindernd, stärkend, talgdrüsenregulierend, verdauungsfördernd, zellregenerierend
Anwendung: bei Akne, Allergien, Appetitlosigkeit, hohem Blutdruck, Darminfektionen, Darmträgheit, Falten, Infektionen der Geschlechtsteile / Harnwege / Haut, Hautabschürfungen, Herpes, Kopfschmerzen, Krämpfen, Menstruationsbeschwerden, Narben, Ruhr, Typhus; zur Zellgewebsregeneration

Wirkung auf die Seele
harmonisierend, sanftmütig stimmend, stimmungsaufhellend
Anwendung: bei Depressionen, nervöser Erschöpfung, Hysterie, Nervosität, Schlafstörungen, Stimmungsschwankungen, Verspannungen; verleiht Zuversicht und Zufriedenheit

Sonstiges: zur Luftreinigung

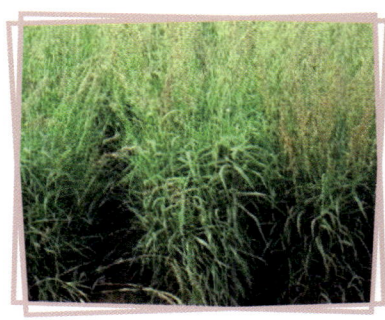

Patschuli

Name:	Pogostemon patchouli, Pogostemon cablin
Familie:	Labiatae/Lamiaceae; Lippenblütler
Vorkommen:	China, Indien, Südostasien, Südamerika
Gewinnung:	Wasserdampfdestillation der getrockneten Blätter
Duft/Geschmack:	schwer, blumig, moosig, herb-süß, exotisch
Note:	Basis/Herz

Wirkung auf den Körper
adstringierend, anregend, antiseptisch, bakterienvernichtend, blähungsmindernd, geruchsneutralisierend, entzündungshemmend, erbrechenverhindernd, fiebersenkend, harntreibend, magenstärkend, pilztötend, verdauungsfördernd, virenbekämpfend, wundheilend, zellregenerierend

Anwendung: bei Abszessen, Akne, Brandwunden, Eiterflechte, Ekzemen, Falten, Fußpilz, Hämorrhoiden, Hautleiden, Mundpilz, Neurodermitis, Pilzinfektionen, Schuppen, Schürfwunden, Scheidenpilz, Vergiftungen; zur Haarpflege

Wirkung auf die Seele
aphrodisierend, depressionsmildernd, erdend, erotisierend, nervenstärkend

Anwendung: bei Angst, Depressionen, nervöser Erschöpfung, Frigidität, Konzentrationsschwäche; bringt Erdung; stärkt das Selbstbewusstsein; gibt Sicherheitsgefühl; verleiht Standhaftigkeit

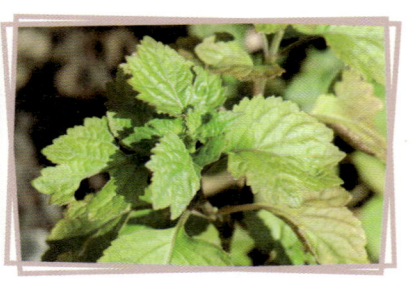

Sonstiges: sehr gutes Meditationsöl; vertreibt Motten

Vorsicht!
Nicht innerlich einnehmen.

Perubalsam (Wundbalsam)

Name:	Myroxylon balsamum var. pereirae
Familie:	Fabaceae; Hülsenfrüchtler
Vorkommen:	Mittelamerika
Gewinnung:	Hochvakuum-Trockendestillation aus dem rohen Balsam oder mit Wasserdampfdestillation der Holzspäne (schlechtere Qualität)
Duft / Geschmack:	süß, balsamisch, vanilleartig
Note:	Basis

Wirkung auf den Körper
antiseptisch, entzündungshemmend, hustenreizlindernd, parasitentötend, schleimlösend
Anwendung: bei Asthma, Ausschlägen, Bluthochdruck, Bronchitis, Ekzemen, Erkältung, Hämorrhoiden, Husten, Rheumatismus, Schürfwunden, Wunden

Wirkung auf die Seele
anregend, balsamisch, depressionsmildernd, schlaffördernd
Anwendung: bei Aggressionen, Depressionen, Nervosität, Unausgeglichenheit, Stress

Vorsicht!
Nicht bei Kindern einsetzen, und nicht über längere Zeiträume verwenden.

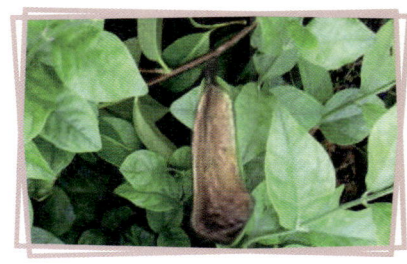

Petitgrain

Name:	Citrus aurantium var. amara; Citrus bigaradia
Familie:	Rutaceae; Rautengewächse
Vorkommen:	Amerika, Indien, Nordwestafrika, Südeuropa
Gewinnung:	Wasserdampfdestillation der Blätter und Zweige sowie der unreifen Früchte
Duft / Geschmack:	frisch-blumig, holzig-rauchig, leicht säuerlich
Note:	Kopf / Herz

Wirkung auf den Körper
antiseptisch, geruchsneutralisierend, hautvitalisierend, kräftigend, krampflösend, magenstärkend, verdauungsfördernd
Anwendung: bei Akne, Blähungen, Hautproblemen, Migräne, prämenstruellem Syndrom (PMS), zu starker Schweißbildung, Verdauungsstörungen, Verspannungen

Wirkung auf die Seele
depressionsmildernd, gedächtnisstärkend, inspirierend, konzentrationsfördernd, nervenstärkend
Anwendung: bei Angst, seelischer Belastung, Depressionen, nervöser Erschöpfung, Gereiztheit, Konzentrationsschwäche, Sorgen, Stimmungsschwankungen, stressbedingter Nervosität, geistiger Überbeanspruchung, Schlaflosigkeit, Traurigkeit; fördert die eigene Freude und Harmonie

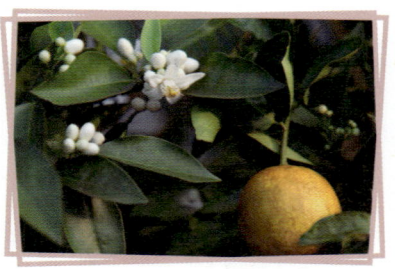

Vorsicht!
Vorsicht beim Auftragen auf die Haut (auch in Cremes) – hier kann es unter Sonneneinwirkung zu Hautirritationen bis hin zu Hautkrebsneigung kommen.

Pfefferminze (Katzenminze, Hausminze)

Name:	Mentha piperita
Familie:	Labiatae/Lamiaceae; Lippenblütler
Vorkommen:	weltweit
Gewinnung:	Wasserdampfdestillation des Krautes
Duft/Geschmack:	frisch, durchdringend, würzig, kampferartig
Note:	Kopf

Wirkung auf den Körper
adstringierend, antiseptisch, blähungsmindernd, entzündungshemmend, fiebersenkend, galletreibend, gefäßverengend, juckreizlindernd, krampflösend, leberanregend, magenstärkend, menstruationsfördernd, mikrobenabtötend, schleimlösend, schmerzlindernd, schweißtreibend, virenbekämpfend, wurmtreibend

Anwendung: bei Akne, Asthma, Blähungen, Bronchitis, Erbrechen, Erkältung, Fadenpilzinfektionen, Fieber, Grippe, Gürtelrose, Herpes, Herzklopfen, Kopfschmerzen, Krampfhusten, Koliken, Krämpfen, Krätze, Kreislaufproblemen, Migräne, Mundgeruch, Muskelschmerzen, Nebenhöhlenentzündung, Stirnhöhlenentzündung, Übelkeit, Verdauungsstörungen, Zahnschmerzen; zur Stärkung der Abwehrkräfte

Wirkung auf die Seele
nervenstärkend, konzentrationsfördernd

Anwendung: bei Erschöpfung, Gedächtnisschwäche, Konzentrationsschwäche, Ohnmacht, Schwindelgefühl; schenkt Selbstvertrauen und Zuversicht

Sonstiges:
zur Insektenabwehr

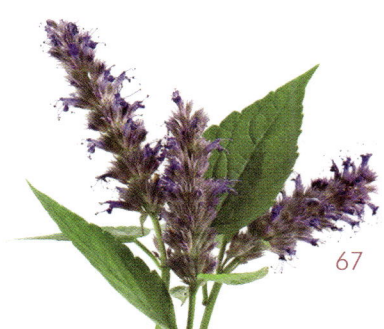

Rose (Bulgarische Rose, Türkische Rose, Damaszener Rose)

Name: Rosa damascena
Familie: Rosaceae; Rosengewächse
Vorkommen: Bulgarien, Marokko, Türkei
Gewinnung: Wasserdampfdestillation der Blütenblätter
Duft / Geschmack: weich, tief, süß-blumig
Note: Herz

Wirkung auf den Körper

abführend, adstringierend, antibakteriell, antiseptisch, blutreinigend, blutstillend, entzündungshemmend, galletreibend, hautreinigend, krampflösend, leberanregend, magenstärkend, menstruationsfördernd, tuberkulosebekämpfend, wundheilend

Anwendung: bei Asthma, Bindehautentzündung, Bronchialasthma, Durchblutungsstörungen, Ekzemen, Falten, Fieber, Gebärmutterleiden, Geschwüren, Herpes, Herzklopfen, Heuschnupfen, Husten, Gallenentzündung, Kopfschmerzen, Leberstauung, Leberentzündung, Menstruationsbeschwerden, Milzproblemen, Ödemen, prämenstruellem Syndrom (PMS), Übelkeit, Weißfluss

Wirkung auf die Seele

aphrodisierend, beruhigend, depressionsmildernd, erotisierend

Anwendung: bei Depressionen, Enttäuschungen, Frigidität, seelischen Herzschmerzen, Hysterie, Impotenz, Kummer, Liebeskummer, Melancholie, Niedergeschlagenheit, Schlafstörungen, nervösen Spannungen, Trauer

Sonstiges: stärkt den feinstofflichen Körper

Rosengeranie (Geranie, Pelargonie)

Name: Pelargonium graveolens
Familie: Geraniaceae; Storchschnabelgewächse
Vorkommen: Ägypten, Algerien, Angola, Brasilien, Ostafrika
Gewinnung: Wasserdampfdestillation der Blätter und Blüten
Duft / Geschmack: warm, blumig, rosig, etwas harzig, zitrusartig
Note: Herz

Wirkung auf den Körper
adstringierend, antiseptisch, blutstillend, entzündungshemmend, gewebestärkend, harntreibend, hautpflegend, hautstraffend, nierenstärkend, pilztötend, schmerzlindernd, wundheilend
Anwendung: bei geplatzten Äderchen, Stauungen in den Brüsten, Darmerkrankungen, Diabetes, Durchfall, trockenen Ekzemen, Entzündungen, Gelbsucht, Geschwüren, Gesichtsneuralgie, Gürtelrose, blutenden Hämorrhoiden, Halsschmerzen, Hauterkrankungen, Hautentzündungen, Hautflecken, Hautdegeneration, Kreuzschmerzen, Läusen, Leber (stärkend), Lymphfluss (stimulierend), Magenbeschwerden, Mandelentzündungen, Mundschleimhautentzündungen, Muskelschmerzen, Nasenbluten, Nierensteinen, Schuppen, Schuppenflechte, Unterleibsblutungen, Verbrennungen, Wechseljahrsbeschwerden, Wunden, Zahnfleischentzündungen, Zellulitis; stärkt die Nieren

Wirkung auf die Seele
aufmunternd, ausgleichend, beruhigend, depressionsmildernd (stark), harmonisierend, tröstend
Anwendung: bei Angst, Depressionen, Erschöpfung, Schlafstörungen, nervösen Spannungen, Stress

Sonstiges: gegen Insekten und Ungeziefer

Vorsicht!
Nicht innerlich einnehmen.

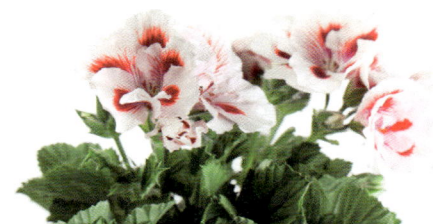

Rosenholz

Name:	Aniba rosaeodora
Familie:	Lauraceae; Lorbeergewächse
Vorkommen:	Südamerika
Gewinnung:	Wasserdampfdestillation des zerkleinertes Holzes
Duft / Geschmack:	warm, kräftig, rosig
Note:	Basis

Wirkung auf den Körper
antibakteriell, antiseptisch, geruchsneutralisierend, gewebeerneuernd, krampflösend, mikrobenabtötend, schmerzlindernd, stärkend, zellanregend

Anwendung: bei Akne, Erkältung, Falten, Fieber, Husten, Infektionen, Kopfschmerzen, Narben, Schwangerschaftsstreifen, Übelkeit, Wunden; zur Hautpflege, Stärkung der Abwehrkräfte

Wirkung auf die Seele
aphrodisierend, depressionsmildernd, fantasieanregend, schlaffördernd

Anwendung: bei Angst, Depressionen, Frigidität, psychischer Unausgeglichenheit, nervösen Spannungen, Unsicherheit; schenkt Selbstvertrauen

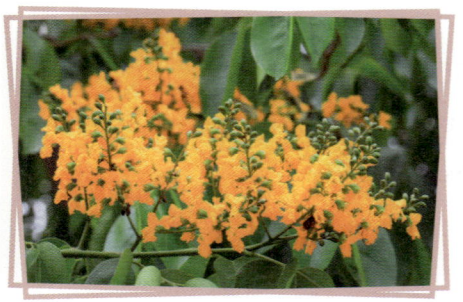

Rosmarin (Brautkraut, Weihrauchkraut)

Name:	Rosmarinus officinalis
Familie:	Labiatae/Lamiaceae; Lippenblütler
Vorkommen:	Europa, Mittelmeer, Afrika
Gewinnung:	Wasserdampfdestillation des blühenden Krauts
Duft/Geschmack:	würzig, anregend, kampferartig, scharf-bitter
Note:	Basis

Wirkung auf den Körper
adstringierend, antiseptisch, blähungsmindernd, blutbildend, durchblutungsfördernd, galletreibend, haarwuchsfördernd, harntreibend, herzstärkend, krampflösend, leberstärkend, magenstärkend, menstruationsfördernd, oxidationshemmend, parasitentötend, pilztötend, reinigend, schweißtreibend, stoffwechselfördernd, verdauungsfördernd, verjüngend, wundheilend, zellschützend

Anwendung: bei Asthma, Arterienverkalkung, Augentrübung, Bronchitis, niedrigem Blutdruck, hohem Cholesterinspiegel, Durchblutungsstörungen, Durchfall, Ekzemen, schlechter Flüssigkeitsausscheidung, Gallenproblemen, Grippe, Herzschwäche, Herzrhythmusstörungen, Kopfschmerzen, Krätze, Krampfadern, Läusen, Leberproblemen, Menstruationsbeschwerden, Muskelschmerzen, Verdauungsproblemen, Rheuma, Schuppen, Schwindelgefühl, Zellulitis; als Nerventonikum

Wirkung auf die Seele
aphrodisierend, antriebsfördernd, gedächtnisfördernd, konzentrationsstärkend, nervenstärkend, stimmungsaufhellend, willensstärkend

Anwendung: bei Depressionen, nervösen Herzbeschwerden, Ich-Schwäche, Impotenz, Nervenbeschwerden

Sonstiges: zur Insektenabwehr

Vorsicht!
Nicht bei Bluthochdruck anwenden. Nicht geeignet für Epileptiker und Schwangere. Kann leicht hautreizend wirken.

Salbei

Name:	Salvia officinalis
Familie:	Labiatae/Lamiaceae; Lippenblütler
Vorkommen:	Europa, Mittelmeerraum
Gewinnung:	Wasserdampfdestillation der Blüten und Blätter
Duft/Geschmack:	warm, würzig, krautig, etwas kampferartig, leicht herb
Note:	Herz

Wirkung auf den Körper

abführend, abwehrsteigernd, adstringierend, antiseptisch, blutdrucksteigernd, entzündungshemmend, fiebersenkend, harntreibend, krampflösend, leberstärkend, magenstärkend, menstruationsfördernd, mikrobenabtötend, oxidationshemmend, stärkend, verdauungsfördernd, schweißhemmend, schleimlösend

Anwendung: bei Verschleimung der Atmungsorgane, Asthma, niedrigem Blutdruck, Bronchitis, Erkältung, Ekzemen, Haarausfall, Husten, Lähmungen (belebend), rheumatischen Beschwerden, Schlaganfall (belebend), Schwächezuständen, zu starker Schweißbildung, Wunden; zur Normalisierung der Schilddrüsentätigkeit

Wirkung auf die Seele

anregend, ausgleichend, klärend, nervenstärkend

Anwendung: bei geistig-seelischer Unausgeglichenheit; belebt und unterstützt das geistige Energiepotenzial; gibt Kraft

Sonstiges: sehr gut für die Stimme

Vorsicht!

Nicht innerlich einnehmen – giftig. Nicht geeignet für Epileptiker und für Schwangere. Nicht bei Bluthochdruck anwenden.

Sandelholz

Name:	Santalum album
Familie:	Santalaceae; Sandelholzgewächse
Vorkommen:	Indien
Gewinnung:	Wasserdampfdestillation des zerkleinerten Holzes
Duft / Geschmack:	warm, weich, süß-holzig, balsamisch
Note:	Basis

Wirkung auf den Körper
adstringierend, antiseptisch, auswurffördernd, bakterienvernichtend, blähungsmindernd, desinfizierend, entzündungshemmend, harntreibend, insektenvernichtend, krampflösend, schleimlösend, stärkend

Anwendung: bei Akne, Asthma, Blasenentzündung, chronischer Bronchitis, Durchfall, Erbrechen, Flechten, Halsentzündungen, trockener Haut, Hautpflege, Husten, Katarrh, Kehlkopfentzündungen, Nierenbeschwerden, Schluckauf, Venenproblemen

Wirkung auf die Seele
beruhigend, erotisierend, euphorisierend, gedächtnisstärkend, stark fantasieanregend, stimmungsaufhellend

Anwendung: bei Aggressionen, Angst, Depressionen, Frigidität, Impotenz, Niedergeschlagenheit, Schlaflosigkeit, nervösen Spannungen, Stress; gegen Egoismus; löst sexuelle Blockaden; unterstützt Lösungsprozesse

Sonstiges: Ritualöl, Tantraöl

Vorsicht!
Nicht bei akuter Nierenentzündung anwenden.

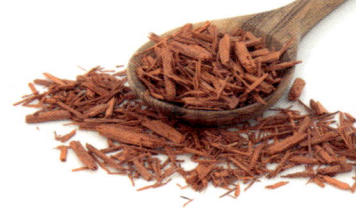

Schafgarbe (Achilleskraut, Katzkraut)

Name:	Achillea millefolium
Familie:	Asteraceae; Korbblütler
Vorkommen:	Europa, Nordasien, USA
Gewinnung:	Wasserdampfdestillation des Krauts und der Blüten
Duft / Geschmack:	süßlich-grasig, leicht kampferartig, mild
Note:	Basis

Wirkung auf den Körper
adstringierend, antiseptisch, blähungsmindernd, blutdrucksenkend, blutstillend, entzündungshemmend, fiebersenkend, hautpflegend, krampflösend, magenstärkend, schleimlösend, schweißtreibend, stärkend, verdauungsfördernd

Anwendung: bei Akne, Arteriosklerose, offenen Beinen, Blähungen, Blasenentzündung, Bluthochdruck, Darmentzündung, Ekzemen, Entzündungen, Erkältung, Gicht, Grippe, Hämorrhoiden, Hautausschlägen, Krämpfen, Krampfadern, Kopfschmerzen, Magenverstimmung, Migräne, Narben, Nierenerkrankungen, Polyarthritis, Reisekrankheiten, Rheumatismus, Schnittwunden, Sonnenbrand, Thrombose, Unterleibsentzündungen, Zellulitis

Wirkung auf die Seele
bewusstseinserweiternd, depressionsmildernd

Anwendung: bei Albträumen, Depressionen, Schlaflosigkeit, Schwindelgefühl; fördert die intuitiven Kräfte

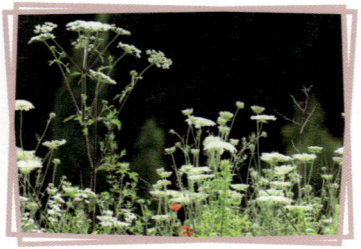

Vorsicht!
Nicht während der Schwangerschaft anwenden. Kann Lichtflecken auf der Haut verursachen.

Spiklavendel (Speiklavendel)

Name:	Lavandula latifolia
Familie:	Labiatae/Lamiaceae; Lippenblütler
Vorkommen:	Mittelmeerraum
Gewinnung:	Wasserdampfdestillation der ganzen Pflanze
Duft/Geschmack:	frisch, blumig, krautig, luftig, klar
Note:	Herz

Wirkung auf den Körper

antiseptisch, entgiftend, blähungswidrig, blutdrucksenkend, durchblutungsfördernd, entgiftend, galletreibend, harntreibend, insektenvernichtend, krampflösend, mikrobenabtötend, milzanregend, parasitentötend, regenerationsfördernd, schmerzlindernd, schweißtreibend, stärkend, wundheilend, wurmtreibend, zellerneuernd

Anwendung: bei Abszessen, Akne, Allergien, Asthma, Beingeschwüren, Blähungen, Blasenentzündungen, Bluthochdruck, Bronchitis, Ekzemen, Entzündungen, Epilepsie, Fadenpilzinfektionen, Fieber, Furunkeln, Fußpilz, Gallenbeschwerden, Grippe, Halsinfektionen, Hautentzündungen, Hefepilzbefall, Herpes, nervösen Herzbeschwerden, Herzflattern, Hexenschuss, Insektenstichen, Ischiasbeschwerden, Katarrh, Keuchhusten, Kopfschmerzen, Lähmung, Läusen, Menstruationsbeschwerden, Mundgeruch, Muskelschmerzen, Nervenentzündung, Ohrenschmerzen, Rheumatismus, zu starker Schweißbildung, Schwindel, Schuppen, Schuppenflechte, Übelkeit, Verbrennungen, Verdauungsstörungen, Verstauchungen, Wunden; zur Bildung weißer Blutkörperchen, Stärkung der Abwehrkräfte

Wirkung auf die Seele

anregend, aufbauend, beruhigend, nervenstärkend, stimmungsaufhellend

Anwendung: bei Albträumen, Angst, Depressionen, Engegefühlen, Hysterie, Melancholie, Nervosität, Niedergeschlagenheit, Reizbarkeit, Schlaflosigkeit, Schock, sexueller Unruhe, Überreiztheit

Styrax (Amber, Storax)

Name:	Liquidambar orientalis
Familie:	Altingiaceae
Vorkommen:	China, USA
Gewinnung:	Wasserdampfdestillation des Harzes
Duft/Geschmack:	süß, balsamisch, vanilleartig
Note:	Basis

Wirkung auf den Körper
anregend, antiseptisch, auswurffördernd, bakterienvernichtend, entzündungshemmend, hustenreizlindernd, mikrobenabtötend, schleimlösend

Anwendung: bei Bronchitis, Durchfall, Fadenpilzinfektionen, Husten, Katarrh, Krätze, Ruhr, Wundbehandlung (sehr gut), Zahnfleischentzündungen (sehr gut)

Wirkung auf die Seele
depressionsmildernd, nervenstärkend, spirituell öffnend

Anwendung: bei Angst, Depressionen, Hysterie, Reizbarkeit, nervösen Spannungen, Stress, geistiger Überanstrengung

Sonstiges: aurareinigend, Meditationsöl

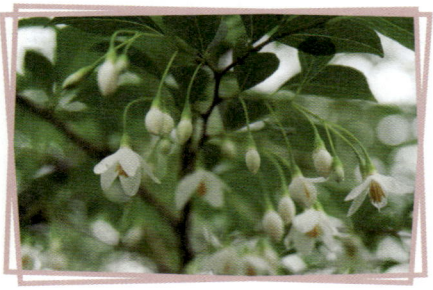

Teebaum (Tea Tree)

Name:	Melaleuca alternifolia
Familie:	Myrtaceae; Myrtengewächse
Vorkommen:	Australien, Südostasien
Gewinnung:	Wasserdampfdestillation der Blätter
Duft/Geschmack:	warm, frisch, kräftig, würzig, kampferartig
Note:	Basis

Wirkung auf den Körper
abwehrstärkend, antiseptisch, bakterienvernichtend, stark desinfizierend, entzündungshemmend, pilztötend, infektionshemmend, parasitentötend, schleimlösend, virenbekämpfend, wundheilend

Anwendung: bei Abszessen, Akne, Asthma, Blasenentzündung, Bronchitis, Ekzemen, Flechten, Flöhen, Fußpilz, Geschwüren, Grippe, Harnwegsinfektionen, Hautausschlägen, Hautflecken, Herpes, Husten, Insektenstichen, Juckreiz, Katarrh, Keuchhusten, Läusen, Lippenherpes, Mandelentzündung, Milben, Mundschleimhautentzündung, Nebenhöhlenentzündung, Parodontose, Pilzinfektionen, Scheidenkatarrh, Schuppen, Schuppenflechte, Stirnhöhlenentzündung, Tuberkulose, Unterleibsproblemen, Verbrennungen, Warzen, Wunden, Zeckenstichen

Wirkung auf die Seele
kräftigend

Anwendung: bei Nervosität, innerer Unruhe; mobilisiert geistig-seelische und körperliche Kraftreserven

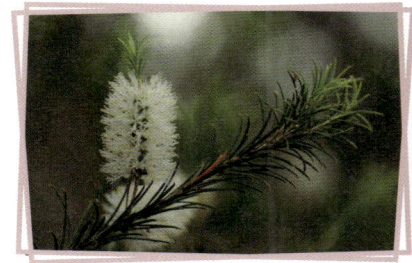

Sonstiges: Desinfektionsmittel im Haushalt

Vorsicht!
Allergische Reaktionen möglich.

Thymian (rot und weiß)

Name:	Thymus vulgaris; Thymus capitatus (rot = Rohdestillat; weiß = Zweitdestillat)
Familie:	Labiatae/Lamiaceae; Lippenblütler
Vorkommen:	Indien, Mittelmeerraum, USA
Gewinnung:	Wasserdampfdestillation der Blüten und Blätter
Duft/Geschmack:	würzig, krautig, warm
Note:	Basis

Wirkung auf den Körper
abwehrstärkend, adstringierend, auswurffördernd, antiseptisch, appetitanregend, blähungsmindernd, desinfizierend, durchblutungsfördernd, entgiftend, fäulnishemmend, harntreibend, hustenreizlindernd, krampflösend, kreislaufanregend, menstruationsfördernd, oxidationshemmend, schweißtreibend, wurmtreibend

Anwendung: bei Abszessen, Akne, Anämie, Arthritis, Asthma, Blähungen, Blasenentzündung, Bronchitis, Darmparasiten, Durchblutungsstörungen, Durchfall, Ekzemen, Erkältung, Furunkeln, Grippe, Halsschmerzen, Harnwegsinfektionen, Husten, Infektionskrankheiten, Insektenstichen, Katarrh, Kehlkopfentzündungen, Kopfschmerzen, Krätze, Läusen, Muskelschmerzen, Ödemen, Quetschungen, Rheumatismus, Schnittverletzungen, Schüttelfrost, Stirnhöhlenentzündung, Tuberkulose, Verbrennungen, Verdauungsstörungen, Verstauchungen, Warzen, Zellulitis; zur Bildung weißer Blutkörperchen

Wirkung auf die Seele
stärkend, stimmungsaufhellend

Anwendung: bei Angst, Depressionen, Energielosigkeit, Nervenschwäche, Schlaflosigkeit; stärkt das Selbstvertrauen, schenkt Unternehmungslust, stärkt die Willenskraft, verleiht Mut

Vorsicht!
Kann auf der Haut und den Schleimhäuten zu Irritationen führen. Nicht während der Schwangerschaft anwenden!

Tolu

Name:	Myroxylon balsamum
Familie:	Fabaceae/Leguminosae; Schmetterlingsblütler
Vorkommen:	Südamerika
Gewinnung:	Wasserdampfdestillation des Harzes
Duft/Geschmack:	süß, blumig, etwas pfeffrig
Note:	Basis

Wirkung auf den Körper
anregend, antiseptisch, hustenreizlindernd, schleimlösend, wurmtreibend
Anwendung: bei Asthma, Bronchitis, Ekzemen, Hämorrhoiden, Hautausschlägen, Husten, Katarrh, Kehlkopfentzündung, Krätze, Krupphusten, Nasennebenhöhlenentzündung, trockener Nasenschleimhaut, Reizhusten, Schürfwunden, Stirnhöhlenentzündung, Wunden; zur Pflege alternder, trockener, rissiger Haut

Wirkung auf die Seele
beruhigend
Anwendung: bei Aggressionen, Anspannung, stressbedingten Kopfschmerzen, Nervosität, Reizbarkeit

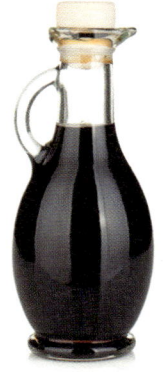

Tonka

Name: Dipteryx odorata
Familie: Fabaceae/Leguminosae; Schmetterlingsblütler
Vorkommen: Südamerika, Westafrika
Gewinnung: Extraktion aus den gebeizten Bohnen
Duft/Geschmack: warm, stark, süß, krautig, balsamisch
Note: Basis

Wirkung auf den Körper
herzstärkend, nervenberuhigend, fiebersenkend, verdauungsfördernd, schweißtreibend, blutverdünnend
Anwendung: Rheumatismus, Asthma, Herzbeschwerden, Husten, Prellungen

Wirkung auf die Seele:
einschläfernd, erheiternd, leicht erotisierend
Anwendung: bei Nervosität, Anspannungen, Unausgeglichenheit; schenkt Gelassenheit und Harmonie, schafft heimische Atmosphäre; »Verwöhnduft«

Sonstiges: zur Insektenabwehr, als Gewürz (stark verdünnt)

Vorsicht!
Nur in der Duftlampe verwenden, weder auf der Haut noch einnehmen – zu konzentriert ist es giftig!

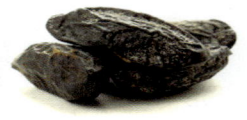

Vanille

Name: Vanilla planifolia
Familie: Orchidaceae; Orchideengewächse
Vorkommen: Madagaskar
Gewinnung: Extraktion aus der Schote mit Alkohol
Duft / Geschmack: süß, balsamisch, vanilleartig, weich
Note: Herz / Basis

Wirkung auf den Körper
appetitanregend
Anwendung: keine bekannt
Wirkung auf die Seele
depressionsmildernd, beruhigend, harmonisierend, stimmungsaufhellend, wärmend, aphrodisierend, erheiternd
Anwendung: bei Ärger, Albträumen, Angst, Depressionen, Frustration, Gefühlskälte, Reizbarkeit, Schlafstörungen, Stress

Vorsicht!
Kann zu allergischen Reaktionen führen.

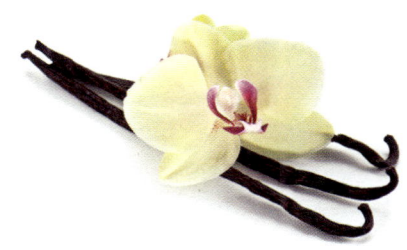

Veilchen

Name: Viola odorata
Familie: Violaceae; Veilchengewächse
Vorkommen: Europa, Nordamerika
Gewinnung: Pomadeverfahren oder Extraktion
Duft / Geschmack: süß, kräftig, blumig
Note: Herz

Wirkung auf den Körper
abführend, antiseptisch, entstauend, entzündungshemmend, harntreibend, kreislaufanregend, schleimlösend, schmerzlindernd
Anwendung: bei Akne, Besenreisern, Bronchitis, Durchblutungsstörungen, Ekzemen, Kopfschmerzen, Mundschleimhautentzündungen, Racheninfektionen, Rheumatismus, Wunden; zur Verfeinerung der Poren

Wirkung auf die Seele
ausgleichend, einschläfernd, inspirierend
Anwendung: bei nervöser Erschöpfung, Schlaflosigkeit, Schwindel; verleiht Optimismus

Vorsicht!
Leichte allergische Reaktionen möglich.

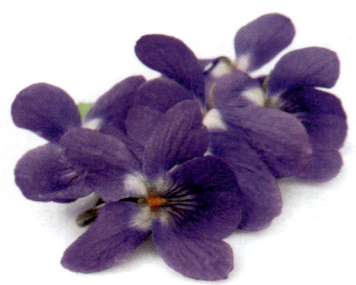

Verbene

Name:	Lippia citrodora; Aloysia triphylla
Familie:	Verbenaceae; Eisenkrautgewächse
Vorkommen:	Asien, Australien, Europa, Indien
Gewinnung:	Wasserdampfdestillation der Blätter
Duft / Geschmack:	süß, frisch, zitronig, fruchtig, blumig
Note:	Kopf

Wirkung auf den Körper
antiseptisch, blähungsmindernd, entgiftend, fiebersenkend, galleanregend, krampflösend, leberanregend, magenstärkend, milchbildend, verdauungsfördernd
Anwendung: bei Akne, Blutergüssen, Darmproblemen, Ekzemen, Hautirritationen, nervösen Herzbeschwerden, Herzklopfen, Krämpfen, Leberstauungen, Magenverstimmung, Prellungen, Zerrungen

Wirkung auf die Seele
depressionsmildernd, konzentrationsfördernd, motivierend
Anwendung: bei Angst, Depressionen, Konzentrationsschwäche, Schlaflosigkeit, nervösen Spannungen, Stress; unterstützt die innere Ausgeglichenheit, bringt Harmonie, fördert die Kreativität

Vorsicht!
Kann Lichtflecken auf der Haut verursachen. Nicht während der Schwangerschaft verwenden.

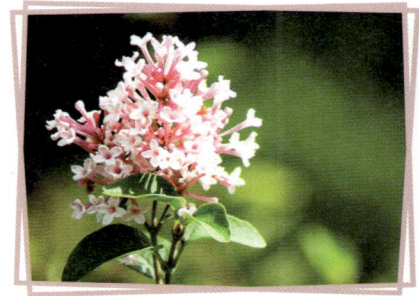

Vetiver

Name:	Vetiveria zizanioides
Familie:	Poaceae; Süßgräser
Vorkommen:	Afrika, China, Indien, Nord- und Südamerika
Gewinnung:	Wasserdampfdestillation der getrockneten Wurzeln
Duft / Geschmack:	rauchig, moosig, erdig, holzig, süß
Note:	Basis

Wirkung auf den Körper
antiseptisch, blutbildend, durchblutungsfördernd, krampflösend, kreislaufanregend, stärkend, wurmtreibend; aktiviert das weibliche Sexualhormon Östrogen

Anwendung: bei Akne, Arthritis, Bauchspeicheldrüsenproblemen, Unregelmäßigkeiten im Blutdruck, Durchblutungsstörungen, Leberproblemen, Muskelschmerzen, Rheumatismus, Suchtproblemen, Verstauchungen, Wunden; zur Bildung roter Blutkörperchen, Hautpflege, Hautregeneration

Wirkung auf die Seele
aphrodisierend, aufbauend, beruhigend, depressionsmildernd, erdend, entspannend, euphorisierend, stabilisierend, stimmungsaufhellend, wärmend

Anwendung: bei Angst, Frigidität, Impotenz, Niedergeschlagenheit, nervöser Spannung, sexueller Unlust, Wochenbettdepressionen; fördert Nachsichtigkeit, Toleranz; führt zur eigenen Mitte

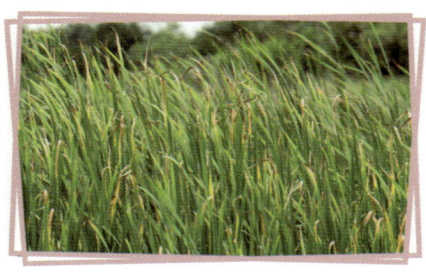

Sonstiges: gegen Motten

Vorsicht!
Nicht innerlich einnehmen.

Wacholderbeere

Name:	Juniperus communis
Familie:	Cupressaceae; Zypressengewächse
Vorkommen:	Europa, Nordamerika, Nordasien
Gewinnung:	Wasserdampfdestillation der Beeren und des Holzes
Duft / Geschmack:	frisch, süß, holzig, balsamisch
Note:	Basis

Wirkung auf den Körper
adstringierend, antiseptisch, ausscheidungsanregend, blähungsmindernd, blutreinigend, desinfizierend, entgiftend, harntreibend, krampflösend, magenstärkend, menstruationsfördernd, parasitentötend, schleimlösend, schweißtreibend, stärkend, wundheilend, wurmtreibend

Anwendung: bei Abszessen, Akne, Arteriosklerose, Asthma, Bauchspeicheldrüsenunterfunktion, Blasenentzündung, niedrigem Blutdruck, Bronchitis, Darmproblemen, Ekzemen, Erkältung, Furunkeln, Gicht, Grippe, Haarausfall, Hämorrhoiden, Hautentzündungen, Husten, Infektionen, Ischiasbeschwerden, Kopfschmerzen, Korpulenz, Leberunterfunktion, Magenbeschwerden, Menstruationsbeschwerden, Nierensteinen, Polyarthritis, Reizhusten, Rheumatismus, Rückenschmerzen, Wasseransammlung, Weißfluss, Wurmbefall, Wunden, Zellulitis; zur Hautstraffung

Wirkung auf die Seele
aphrodisierend, beruhigend, nervenstärkend

Anwendung: bei Angst, Energielosigkeit, überreizten Nerven / nervöser Anspannung, Psychosen, Stress; klärt die Gefühlswelt

Vorsicht!
Nicht während der Schwangerschaft einsetzen. Nicht bei Nierenentzündungen verwenden.

Weihrauch (Olibanum)

Name:	Boswellia carterii
Familie:	Burseraceae; Balsambaumgewächse
Vorkommen:	Ägypten, Nubien, Südarabien, Somalia
Gewinnung:	Wasserdampfdestillation des Harzes
Duft/Geschmack:	warm, süß, balsamisch
Note:	Basis

Wirkung auf den Körper
adstringierend, antiseptisch, atmungsvertiefend, beruhigend, blähungsmindernd, entzündungshemmend, gebärmutterstärkend/-unterstützend, harntreibend, hautglättend, hautregenerierend, menstruationsfördernd, schleimlösend, stärkend, verdauungsfördernd, wundheilend, zellschützend
Anwendung: bei Asthma, Blasenentzündung, Blutungen, Blutstürzen, Bronchitis, Ekzemen, Erkältung, Falten, Geschwüren, Gicht, Grippe, trockener, welker und müder Haut, Hautkrankheiten, Husten, Katarrh, Kurzatmigkeit, Narben, Rachenentzündung, Stockschnupfen, Syphilis, Weißfluss, Wunden, Zwischenblutungen

Wirkung auf die Seele
besänftigend, gedankenvertiefend
Anwendung: bei Angst, Erregbarkeit, Ratlosigkeit, nervösen Spannungen, Stress, triebhaften Überreaktionen; verlangsamt und vertieft die Atmung, schenkt Gelassenheit, verleiht Klarheit

Sonstiges: Gebets- und Meditationsöl; zur Luftreinigung

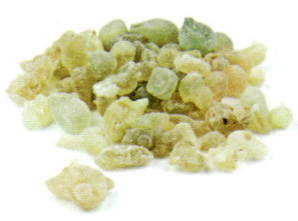

Weißtanne (Edeltanne, Silbertanne)

Name: Abies alba; Picea glauca
Familie: Pinaceae; Kieferngewächse
Vorkommen: Kanada, Europa, Nordamerika, Ostasien
Gewinnung: Wasserdampfdestillation der Nadeln und Zweigspitzen
Duft / Geschmack: waldig, frisch-würzig, tannig
Note: Kopf / Herz

Wirkung auf den Körper
abwehrsteigernd, anregend, antiseptisch, atmungsentkrampfend, geruchsneutralisierend, durchblutungsfördernd, hustenreizlindernd, schleimlösend, schmerzlindernd, stärkend
Anwendung: bei beengter Atmung, Blähungen, Bronchitis (öffnend), Erkältung, körperlichen Erschöpfungszuständen, Fieber, Grippe, schwerer Herztätigkeit, Magenkrämpfen, Muskelschmerzen, Nebenhöhlenentzündung, Rheumatismus, trockener Schleimhaut, Verspannung (Massage), Verstopfung, Völlegefühl; zur Entschlackung des Bindegewebes, zum Pulsausgleich

Wirkung auf die Seele
aufbauend, reinigend, stärkend
Anwendung: bei seelischer Erschöpfung, Niedergeschlagenheit, schlechten Träumen, psychischer Unausgeglichenheit, Unsicherheit; gibt Mut, stärkt das Selbstvertrauen

Sonstiges: Meditationsöl

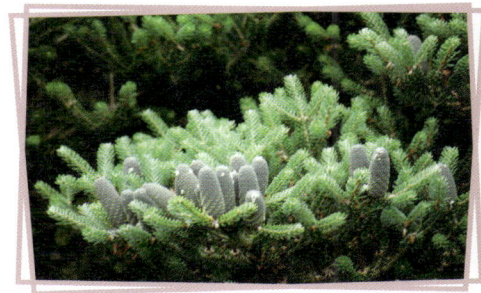

Wiesenkönigin (Geißbart)

Name:	Filipendula ulmaria
Familie:	Rosaceae; Rosengewächse
Vorkommen:	Europa, Nordamerika
Gewinnung:	Wasserdampfdestillation der gesamten blühenden Pflanze
Duft / Geschmack:	frisch, krautig
Note:	Basis

Wirkung auf den Körper
entzündungshemmend, stark entgiftend, entwässernd, schleimlösend, schweißtreibend
Anwendung: bei Atemwegsverschleimung, Blasenerkrankungen, Durchfall, Gicht, Harnsteinen, Korpulenz (Dickleibigkeit) Masern, Muskelverhärtung, Nierenkoliken, Nierenproblemen, Rheumatismus, Ruhr, Übersäuerung, Zellulitis

Wirkung auf die Seele
anregend, konzentrationsfördernd
Anwendung: bei Hysterie, Konzentrationsschwäche, Müdigkeit; stimuliert die Psyche

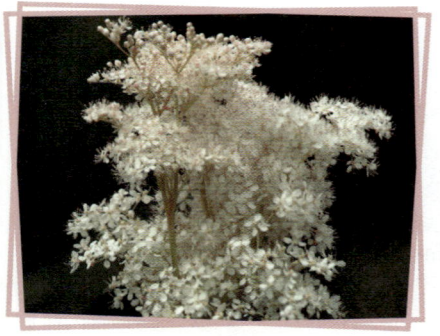

Ylang-Ylang

Name:	Cananga odorata var. genuina
Familie:	Annonaceae; Annonengewächse
Vorkommen:	Philippinen, Java (Indonesien), Komoren, Madagaskar, Sansibar, Sumatra, Tahiti
Gewinnung:	Wasserdampfdestillation der frischen Blüten
Duft / Geschmack:	weiblich-blumig, sinnlich-erotisch, süß
Note:	Herz

Wirkung auf den Körper
leicht antiseptisch, atemfrequenzherabsetzend, ausgleichend, blutdrucksenkend, entzündungshemmend, feuchtigkeitsspendend, hautglättend, hautpflegend, herzberuhigend, infektionshemmend, nervenstärkend, ruhigstellend

Anwendung: bei Akne, hohem Blutdruck, Hautproblemen, Herzrasen, Herzklopfen, Hyperventilation, innerer Kälte, nervösen Kopfschmerzen, prämenstruellem Syndrom (PMS), Schlaflosigkeit, Unruhe, Unsicherheit, Verspanntheit, Wechseljahresbeschwerden; zur Förderung des Haarwuchses, zur Zellerneuerung; nach Unterleibsoperationen; wirkt anregend auf die Hypophyse

Wirkung auf die Seele
angsthemmend, erotisierend, depressionsmildernd, entkrampfend, erheiternd, euphorisierend

Anwendung: bei Enttäuschung, Frigidität, Impotenz, Nervosität, Schlaflosigkeit; als Aphrodisiakum; stärkt die Ausstrahlung, gibt Selbstvertrauen

Vorsicht!
Nicht innerlich einnehmen! In Maßen anwenden, kann Kopfschmerzen und Übelkeit auslösen.

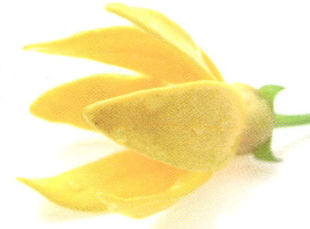

Ysop

Name:	Hyssopus officinalis
Familie:	Labiatae/Lamiaceae; Lippenblütler
Vorkommen:	Asien, Amerika, Europa, Mittelmeerraum
Gewinnung:	Wasserdampfdestillation
Duft/Geschmack:	süßlich-herb, kampferartig, aromatisch
Note:	Basis

Wirkung auf den Körper
adstringierend, antiseptisch, bakterienvernichtend, blähungsmindernd, blutdruckregulierend, fiebersenkend, harntreibend, herzstärkend, krampflösend, keislaufstärkend, menstruationsfördernd, schleimlösend, schweißtreibend, verdauungsfördernd, virenbekämpfend, wundheilend, wurmtreibend

Anwendung: bei Asthma, zu hohem und zu niedrigem Blutdruck (ausgleichend), Blutergüssen, Bronchitis, Ekzemen, Erkältung, blauen Flecken, Grippe, Halsschmerzen, Hautleiden, Keuchhusten, Koliken, Magenverstimmung, Mandelentzündung, Menstruationsbeschwerden, Ohrenschmerzen, Quetschungen, Rheumatismus, Verdauungsbeschwerden, Wunden, Zahnschmerzen

Wirkung auf die Seele
beruhigend, konzentrationsfördernd, nervenstärkend

Anwendung: bei Angst, Erschöpfung, Hysterie, Konzentrationsschwäche, seelisch-geistiger Schwäche, Stress

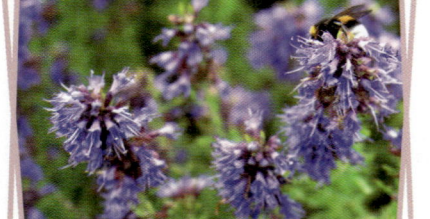

Vorsicht!
In Maßen gebrauchen. Nicht geeignet für Epileptiker oder Schwangere.

Zeder – Cedrus (Atlaszeder, Libanonzeder)

Name:	Cedrus atlantica = Atlaszeder
	Cedrus libani = Libanonzeder
Familie:	Pinaceae; Kieferngewächse
Vorkommen:	Atlasgebirge, Algerien, Nord- und Mittelamerika, Marokko
Gewinnung:	Wasserdampfdestillation der Holzabfälle oder des Sägemehls
Duft / Geschmack:	warm, holzig, würzig
Note:	Basis

Wirkung auf den Körper

stark antiseptisch, aufbauend, desinfizierend, durchblutungsfördernd, harntreibend, hautpflegend, pilztötend, schleimlösend, stärkend, wärmend

Anwendung: bei Akne, Blasenentzündung, Blasenschmerzen, Bronchitis, Depressionen, Ekzemen, Geschwüren, Gonorrhoe, Haarausfall, Harnwegserkrankung, Hautausschlag, Herpes, Insektenstichen, Schwäche des Immunsystems, Nierenbeckenentzündung, Pilzinfektion, Schnupfen, Schuppen, Schuppenflechte, Juckreiz, Weißfluss

Wirkung auf die Seele

depressionsmildernd, angstlösend, aggressionsmildernd, aphrodisierend, beruhigend, seelisch harmonisierend, selbstvertrauenstärkend, tröstend

Anwendung: schenkt Hoffnung und Zuversicht, verleiht Mut

Sonstiges: zur Insektenabwehr, auch gegen Motten und Holzwürmer (ein paar Tropfen in die Möbelpolitur geben).

Vorsicht!

Nicht anwenden während der Schwangerschaft. Nicht innerlich einnehmen, kann das Zentralnervensystem reizen. Nicht geeignet für Epileptiker und Kinder.

Zeder – Juniperus
(Texaszeder, Virginiazeder)

Name:	Juniperus mexicana = Texaszeder
	Juniperus virginiana = Virginiazeder
Familie:	Cupressaceae; Zypressengewächse
Vorkommen:	Nordamerika
Gewinnung:	Wasserdampfdestillation der Holzabfälle oder des Sägemehls
Duft / Geschmack:	süß, balsamig, »Bleistiftduft«
Note:	Basis

Wirkung auf den Körper
antiseptisch, harntreibend, hautpflegend, krampflösend, kreislaufanregend, menstruationsfördernd, schleimlösend, talgproduktionvermindernd

Anwendung: bei Akne, Arthritis, Blasenentzündung, Bronchitis, Ekzemen, fettigem Haar, fettiger Haut, Husten, Katarrh, Nebenhöhlenentzündung, Rheumatismus, Schuppen, Weißfluss

Wirkung auf die Seele
leicht depressionsmindernd, nervenberuhigend, seelisch harmonisierend, stressmindernd

Anwendung: schenkt Hoffnung und Zuversicht, verleiht Mut

Sonstiges: zur Insektenabwehr, auch gegen Motten und Holzwürmer (ein paar Tropfen in die Möbelpolitur geben)

Vorsicht!
Nicht anwenden während der Schwangerschaft. Nicht innerlich einnehmen, kann das Zentralnervensystem reizen. Nicht geeignet für Epileptiker und Kinder.

Zimt

Name: Cinnamomum ceylanicum
Familie: Lauraceae; Lorbeergewächse
Vorkommen: Ghana, Ostindien, Philippinen, Sri Lanka
Gewinnung: Wasserdampfdestillation der Blätter oder Rinde
Duft / Geschmack: warm, würzig, süßlich
Note: Basis

Wirkung auf den Körper
adstringierend, stark antiseptisch, appetitanregend, atmungsanregend, blähungsmindernd, blutstillend, durchblutungsfördernd, fäulnishemmend, herzanregend, krampflösend, kreislaufanregend, kühlend, magenstärkend, menstruationsfördernd, mikrobenabtötend, parasitentötend, pilztötend, verdauungsfördernd, virenbekämpfend, wurmtreibend, wehenanregend
Anwendung: bei Amöbenruhr, Appetitlosigkeit, Darminfektionen, Dickdarmkatarrh, Durchblutungsstörungen, Durchfall, Erkältung, Grippe, Herzproblemen, Infektionskrankheiten, Insektenstichen, Krämpfen, Krätze, Kreislaufschwäche, Läusen, Menstruationsbeschwerden, Rheumatismus, Schlangenbissen, Schüttelfrost, Tropenfieber, Verdauungsstörungen, Warzen, Weißfluss, Wespenstichen, Venenleiden, Zwischenblutungen; zur Wehenförderung, Zahnpflege

Wirkung auf die Seele
erotisierend, nervenstärkend, seelisch stabilisierend, wärmend
Anwendung: bei Angst, Einsamkeit, nervlicher Erschöpfung, Frigidität, Gefühlskälte, Impotenz, Schwäche, Unausgeglichenheit, seelischer Verkrampfung; schenkt Inspiration, verleiht Kreativität

Vorsicht!
Schwach dosieren. Nicht während der Schwangerschaft verwenden. Blattöl kann leicht, Rindenöl stark hautreizend wirken.

Zimt-Cassia

Name:	Cinnamomum cassia; Cinnamomum aromaticum
Familie:	Lauraceae; Lorbeergewächse
Vorkommen:	China
Gewinnung:	Wasserdampfdestillation der Blätter, Zweige oder der Rinde
Duft/Geschmack:	zimtig, warm, würzig, scharf, holzig
Note:	Herz/Basis

Wirkung auf den Körper
adstringierend, appetitanregend, blähungsmindernd, blutbildend (rote Blutkörperchen), blutstillend, geruchsneutralisierend, durchblutungsfördernd, erbrechenverhindernd, herz- und kreislaufstärkend, krampflösend, mikrobenabtötend
Anwendung: bei Blähungen, Erkältungskrankheiten, Durchfall, Krätze, Läusebefall, Magen- und Darminfektionen, ausbleibender Menstruation, Menstruationsbeschwerden, Muskelverspannungen, Nasenbluten, Harnwegserkrankungen; zur Blutbildung

Wirkung auf die Seele
entkrampfend, erotisierend
Anwendung: bei geistig-seelischer Erstarrung; regt die Kreativität an, aktiviert Fantasien und Träume, stärkt die Selbstsicherheit, löst seelische Verhärtungen und hilft bei Vergangenheitskonflikten, schenkt innere Wärme und Geborgenheit

Sonstiges: schützt vor Strahlung

Vorsicht!
Niemals pur anwenden, immer nur stark verdünnt, da es ansonsten Irritationen der Haut hervorruft

Zirbelkiefer

Name:	Pinus cembra
Familie:	Pinaceae; Kieferngewächse
Vorkommen:	Alpen, Karpaten, Ural
Gewinnung:	Wasserdampfdestillation der Zweige und Nadeln
Duft / Geschmack:	frisch, harzig, leicht herb
Note:	Basis

Wirkung auf den Körper
abführend, antiseptisch, auswurffördernd, harntreibend, hustenreizlindernd, schleimlösend, wurmtreibend

Anwendung: bei Asthma, Blasenentzündung, Bronchitis, rauem Hals, Hämorrhoiden, Herzschmerzen, Keuchhusten, Nasenbluten, Verbrennungen; zur Wundheilung

Wirkung auf die Seele
aufbauend, beruhigend, erdend, stärkend, stimmungsaufhellend

Anwendung: bei Antriebslosigkeit, Depressionen; verleiht Ausdauer, Mut und Stärke

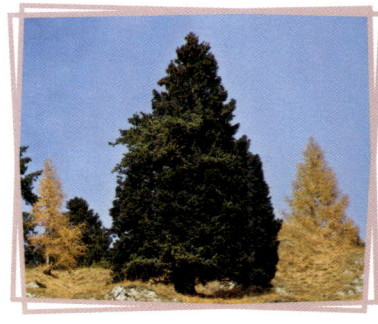

Zitrone

Name:	Citrus limonum
Familie:	Rutaceae; Rautengewächse
Vorkommen:	Asien, Indien, Mittel- und Südamerika, Mittelmeerraum
Gewinnung:	Kaltpressung der Fruchtschale
Duft/Geschmack:	leicht, frisch, zitronig
Note:	Kopf

Wirkung auf den Körper

adstringierend, antiseptisch, bakterienvernichtend, blähungsmindernd, blutdrucksenkend, blutreinigend, blutstillend, durchblutungsfördernd, entgiftend, fiebersenkend, harntreibend, insektenvernichtend, krampflösend, mikrobenabtötend, schweißtreibend, stärkend, wurmtreibend

Anwendung: bei Akne, Anämie, Arthritis, Asthma, Bindegewebsschwäche, Bluthochdruck, Bronchitis, Durchblutungsstörungen, Erkältung, Faltenbildung, Fieber, neurovegetativen Funktionsstörungen, Furunkeln, Gallen- und Leberleiden, Grippe, Halsinfektionen, Hautirritationen, Herpes, Hornhautwucherung, Infektionen, Insektenstichen, Katarrh, Korpulenz, Krampfadern, Magen-Darm-Problemen, Mundschleimhautgeschwüren, brüchigen Nägeln, Nasenbluten, Rheumatismus, Schnittverletzungen, Sklerose, Skorbut, Verdauungsstörungen, Warzen, Zellulitis; zur Bildung weißer Blutkörperchen, Hautpflege, Hautstraffung

Wirkung auf die Seele

energiespendend, erheiternd, erfrischend, leicht erotisierend, inspirierend, stimmungsaufhellend

Anwendung: bei Antriebslosigkeit, Arbeitsunlust, Depressionen, Lustlosigkeit, Müdigkeit; fördert die Kreativität, die Fantasie

Sonstiges: Deodorant

Zypresse

Name:	Cupressus sempervirens
Familie:	Cupressaceae; Zypressengewächse
Vorkommen:	Europa, Mittelmeerraum
Gewinnung:	Wasserdampfdestillation der Nadeln und Zweigspitzen
Duft / Geschmack:	rauchig, süß, balsamisch
Note:	Basis

Wirkung auf den Körper
adstringierend, antiseptisch, blutstillend, geruchsneutralisierend, gefäßreinigend, harntreibend, krampflösend, leberanregend, schweißtreibend, stärkend
Anwendung: bei Asthma, Bronchitis, Durchblutungsstörungen, Eierstockzysten, Grippe, Hämorrhoiden, Husten, Krampfadern, Keuchhusten, Menstruationsbeschwerden, Muskelkrämpfen, Ödemen, prämenstruellem Syndrom (PMS), Rheumatismus, zu starker Schweißbildung, Venenleiden, Zahnfleischvereiterung, Zellulitis

Wirkung auf die Seele
beruhigend, nervenstärkend
Anwendung: bei Angst, Entscheidungsschwäche, nervösen Spannungen, Unentschlossenheit, Zaghaftigkeit, Zweifeln; verleiht Entschlusskraft und Klarheit

Vorsicht!
Nicht geeignet für Epileptiker. Nicht während der Schwangerschaft verwenden.

Die Basisöle (Körperöle)

Einreibung / Massage

Ätherische Öle sollten vor dem Hautkontakt immer mit einem Basisöl als Trägeröl gemischt und verdünnt werden. Diese Mischung wird dann eingerieben oder einmassiert und wirkt durch die Haut auf die tiefer sitzenden Gewebeschichten bzw. Muskeln und Organe ein. Alle angegebenen Mengen in Tropfen sind Durchschnittsmengen, die Sie nach Ihren eigenen Erfahrungen und Bedürfnissen anpassen können.

Hinweis:
Kontrollieren Sie bitte bei jedem Rezept vor seiner Anwendung bei Schwangeren, Kindern oder Epileptikern, ob die ätherischen Öle für diese geeignet sind!

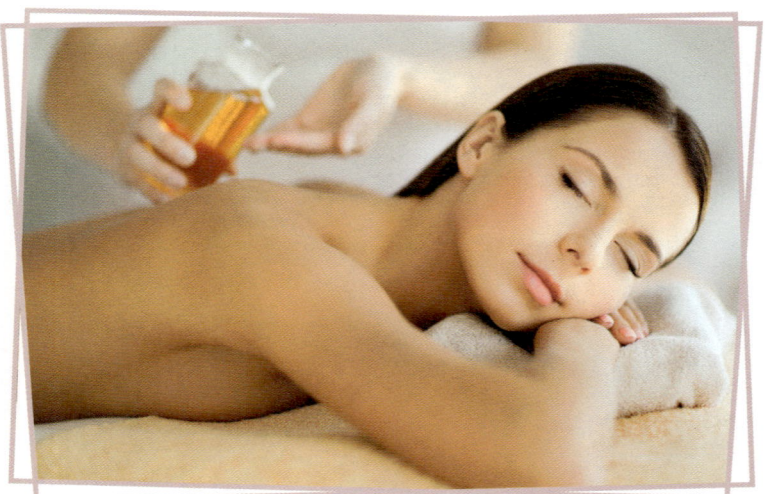

Aloeveraöl

Wirkung
erfrischend, reizlindernd, straffend
Anwendung: bei Allergien, Ekzemen, Hautirritationen, Schuppenflechte, Sonnenbrand, Wunden; zur Babypflege, Reinigung des Lymphsystems
Hauttyp: für jeden Hauttyp und Zustand geeignet; gut für fette, trockene, alternde und entzündete Haut

Sonstiges: enthält eine große Anzahl von Enzymen, Mineralien, Proteinen und Vitaminen

Vorsicht!
Nicht zum Verzehr geeignet.

Aprikosenkernöl

Wirkung
gewebepflegend, mild
Anwendung: bei empfindlicher Haut (z. B. zur Gesichtspflege)
Hauttyp: bei rissiger, spröder, trockener Haut

Sonstiges: wenig fettend; sehr schmackhaftes Speiseöl

Arnikablütenöl

Wirkung
durchblutungsfördernd, kreislaufanregend
Anwendung: bei blauen Flecken, Blutergüssen, Durchblutungsstörungen, Gelenkentzündung, Gicht, Krampfadern, Muskelschmerzen, Narben, Prellungen, Rheumatismus, Quetschungen, Sportverletzungen, Verspannungen, Verstauchungen,

Wunden, Zerrungen; zur Verbesserung der Hautdurchblutung, Muskeldurchblutung
Hauttyp: jede Haut

Sonstiges: enthält die Wirkstoffe Cholin, Flavon, Hefe, Azulen, Vitamin A, Kieselsäure; gutes Massageöl für Sportler

Vorsicht!
Nicht innerlich anwenden. Nicht geeignet bei Neigung zu geplatzten Äderchen.

Avocadoöl

Wirkung
glättend (sehr gute Hautaufnahme), stark regenerierend, reizlindernd, weichmachend
Anwendung: bei Austrocknung der Haut, Bindegewebsbeschwerden, Entzündungen, Fältchenbildung, schweren Hautkrankheiten, Neurodermitis, Schuppen, Schuppenflechte; zur Verbesserung der Hautgeschmeidigkeit, zum Aufweichen verhärteten Gewebes
Hauttyp: für jeden Hauttyp, besonders bei trockener, schuppiger und entzündlicher Haut

Sonstiges: enthält die Vitamine A, D, E, B1 und B2, Lecithin, ungesättigte Fettsäuren, Eiweiß und Mineralien; sehr gutes Salat-, Soßen- und Mayonnaiseöl

Calendulaöl (Ringelblumenöl)

Wirkung
wundheilend, reizlindernd

Anwendung: bei Brandwunden, blauen Flecken, Hämorrhoiden, Hauterkrankungen, Krampfadern, Menstruationsbeschwerden, Schnittwunden; zur Handpflege (für Hände, die dauernd Kälte und Wasser ausgesetzt sind), Wundheilung, zur Babypflege bei wundem Po oder Windelausschlägen
Hauttyp: sehr gut für schlecht durchblutete und raue Haut

Sonstiges: enthält viele pflanzliche Bitterstoffe

Vorsicht!
Wegen der Bitterstoffe nicht als Speiseöl geeignet.

Distelöl (Safloröl)

Wirkung
ausgleichend, entzündungshemmend, abwehrstärkend, zellregenerierend; aktiviert den Stoffwechsel
Anwendung: bei Hautproblemen; zur Zellregeneration
Hauttyp: fette Haut

Erdnussöl

Wirkung
reizlindernd
Anwendung: bei Ekzemen, Haarschuppen, Milchschorf; zur Hautpflege
Hauttyp: alle Hauttypen

Vorsicht!
Nicht anwenden bei nässender oder akut entzündeter Haut.

Hanföl

Wirkung
cholesterinsenkend, abwehrstärkend, krampflösend, regenerierend, schmerzlindernd, zellregenerierend
Anwendung: bei Arteriosklerose, Darmträgheit, Durchfall, Neurodermitis, Verdauungsstörungen; für den Zellaufbau
Hauttyp: für beanspruchte und feuchtigkeitsarme Haut

Sonstiges: hoher Gehalt an essenziellen Fettsäuren

Haselnussöl

Wirkung
reizlindernd
Anwendung: bei Hautproblemen
Hauttyp: für trockene, fette und strapazierte Haut

Sonstiges: natürlicher Sonnenschutz, gut als Sonnenöl

Johanniskrautöl

Wirkung
beruhigend, euphorisierend, desinfizierend, durchblutungsfördernd, entzündungshemmend, nervenstärkend, schmerzstillend, stimmungsaufhellend, wundheilend
Anwendung: bei Angst, Bandscheibenschäden, Brustwarzenentzündung (stillende Mütter), Entzündungen, Erregungszuständen, Erschöpfung, Gicht, Hornhautwucherung, Ischiasbeschwerden, Konzentrationsschwäche, Migräne, Muskelkater, Muskelverspannung und -verhärtung, Nervosität, Prellungen, Rheumatismus, Schlaflosigkeit, Schwangerschaftsunruhe, Schultersteifheit,

Sonnenbrand, Überforderung, Winterdepressionen; zur Förderung der Durchblutung
Hauttyp: für schlecht durchblutete und blasse Haut

Sonstiges: hoher Gerbstoffanteil, sehr gute Tiefenwirkung

Vorsicht!
Nicht für die Küche geeignet.

Jojobaöl

Wirkung
bakterienvernichtend, entzündungshemmend, hautregenerierend
Anwendung: bei Akne, Austrocknung der Haut, Blasenentzündung, Ekzemen, Faltenbildung, Krampfadern, Schuppenflechte, Schwangerschaftsstreifen, Zellulitis; zur Zellerneuerung; zum Schutz der Haut, vor allem in der Sonne
Hauttyp: für jeden Hauttyp

Sonstiges: enthält viele Fettsäuren; sehr gutes Trägeröl, weil es schnell in die Haut eindringt; Jojobaöl ist eine Wachsart und kann nicht ranzig werden; es hat einen Lichtschutzfaktor von 4–6 und ist ideal zum Einsatz als Sonnenschutzmittel

Vorsicht!
Nicht geeignet zur Speisenzubereitung.

Kürbiskernöl

Wirkung
bakterienvernichtend, harntreibend, krampflösend

Anwendung: bei Arteriosklerose, Bandscheibenproblemen, Blasenentzündung, hohem Blutdruck, erhöhten Blutfettwerten, Harnwegsproblemen, Muskelkrämpfen, Nierenerkrankungen, Prostataproblemen, Reizblase
Hauttyp: trockene, rissige, beanspruchte, schuppige Haut

Leinöl (Flachsöl)

Wirkung
entzündungshemmend, schmerzstillend, zellregenerierend
Anwendung: bei Arteriosklerose, Blasenentzündung, Brustkrebs (Vorsorge und Nachsorge), Muskelerkrankungen, Nierensteinen, Osteoporose, Rheumatismus, Versteifung
Hauttyp: trockene, zu Ekzemen neigende Haut; bei schmerzhaften Hautrissen, berufsbedingten Hautschäden

Mandelöl, süßes

Wirkung
pflegend, reizlindernd, schützend
Anwendung: bei Ekzemen, Falten, Hautaustrocknung, Hautirritationen, Juckreiz, Schürfwunden, Schuppen; zur Babypflege, Gesichts- und Ganzkörperpflege
Hauttyp: alle Typen, besonders für empfindliche, spröde und trockene Haut, auch für raue und rissige Haut

Sonstiges: schmackhaftes Speiseöl für Rohkostgerichte und Salate

Nachtkerzenöl

Wirkung
gebärmutterstärkend/-unterstützend, gefäßerweiternd
Anwendung: bei Allergien, Arthritis, Arteriosklerose, hohem Blutdruck, hohen Cholesterinwerten, Ekzemen, Hautirritationen, Leberschäden, Herzerkrankungen, Hysterie, Multipler Sklerose, Nervenerkrankungen, Neurodermitis, prämenstruellem Syndrom (PMS), Rheumatismus, Schuppenflechte, Stoffwechselstörungen, Thrombosen, Unruhe; zur Verbesserung der Hautgeschmeidigkeit, der Talgabsonderung
Hauttyp: jeder Hauttyp, besonders aber gereizte, entzündliche und strapazierte Haut

Sonstiges: enthält viel Linolensäure; hat sehr hohen Nährwert, gehört zu den gesündesten Speiseölen; gut zur inneren Anwendungen geeignet

Olivenöl

Wirkung
desinfizierend, entschlackend, entzündungshemmend, wundheilend
Anwendung: bei Brandwunden, Darmbeschwerden (innerlich), Entzündungen, Gallenleiden (innerlich), Haarproblemen, Hautentzündungen, Magenbeschwerden (innerlich), Muskelverhärtungen, Rheumatismus, Verdauungsproblemen (innerlich), Verstopfung (innerlich), Schmerzen, Schürfwunden; zur Senkung des Blutfettspiegels, Nagelpflege
Hauttyp: für alle Hauttypen, besonders bei rissiger und rauer Haut sowie zu Entzündungen neigender Haut

Sonstiges: schmackhaftes Speiseöl

Rapsöl

Wirkung
reizlindernd
Anwendung: bei Arteriosklerose; zum Ausgleich der Blutfettwerte; gut für »Ölziehkuren«
Hauttyp: alle Hauttypen

Sanddornextraktöl

Wirkung
abwehrsteigernd, geweberegenerierend, wundheilend, schmerzstillend
Anwendung: bei Akne, Brandwunden, chronischen Hauterkrankungen, Hauterkrankungen des Anal- und Genitalbereiches, Magengeschwüren (innerlich), Mundschleimhautirritationen, Schuppen, Wunden
Hauttyp: für jede Haut, besonders für wetterempfindliche, trockene, rissige und irritierte Haut

Sonstiges: reich an Fettsäuren und Linolensäuren, enthält Carotinoide und viel Vitamin E

Vorsicht!
Bei Vitamin-E-Allergien und Carotinunverträglichkeit nicht einnehmen und äußerlich nur verdünnt verwenden.

Schwarzkümmelöl

Wirkung
abwehranregend, gegen Allergien, entzündungshemmend
Anwendung: bei Akne, Allergien, Darmproblemen, Ekzemen, Entzündungen, Gelenkschmerzen, Grippe, Hämorrhoiden, Haut-

problemen, Husten, Migräne, Neurodermitis, Pilzerkrankungen, Psoriasis, Prellungen
Hauttyp: alle Hauttypen

Sonstiges: würziges Speiseöl

Sesamöl

Wirkung
durchblutungsfördernd, entgiftend, stoffwechselunterstützend
Anwendung: bei nässenden Hauterkrankungen; als Gesichts- und Ganzkörperpflegeöl; zum Hautschutz, zur Öffnung der Hautporen
Hauttyp: alle Typen

Sonstiges: sehr wirksamer Sonnenschutz – blockiert etwa 30% der UV-Strahlen; gutes Öl für Dressings und Rohkostsalate

Vorsicht!
Nicht bei Neurodermitis oder entzündlichen Hautprozessen einsetzen.

Sojaöl

Wirkung
abwehrstärkend, cholesterinsenkend, entzündungshemmend, konzentrationsstärkend, leberanregend
Anwendung: bei Akne, Arteriosklerose, Hautentzündungen; zum Schutz der Darmschleimhaut, zur Gesichts- und Ganzkörperpflege
Hauttyp: trockene Haut

Sonstiges: enthält viel Vitamin E und Betacarotin; schmackhaftes Küchenöl

Sonnenblumenkernöl

Wirkung
abwehrstärkend, cholesterinsenkend, durchblutungsregulierend, geweberegenerierend, schleimlösend
Anwendung: bei wunden Beinen, Durchblutungsstörungen, Erkältung, Gelenkschmerzen/-erkrankungen, Geschwüren, Halsentzündung, Hautausschlägen, Nierenproblemen; zur Wundheilung, Gewebeneubildung
Hauttyp: für jeden Hauttyp, besonders »Problemhaut«

Sonstiges: schmackhaftes Speiseöl

Vorsicht!
Bei geplatzten Äderchen nicht äußerlich anwenden.

Walnussöl

Wirkung
abwehrstärkend, fettstoffwechselanregend, lymphreinigend, hormonregulierend
Anwendung: zur Regulierung des Blutzuckerspiegels, Desinfektion des Darms, Hautregeneration; als Gehirntonikum
Hauttyp: alle Hauttypen

Sonstiges: Sonnenschutzwirkung

Weizenkeimöl

Wirkung
aufbauend, drüsenfunktionsunterstützend, gewebevitalisierend, wundheilend, stark regenerierend, zellerneuernd
Anwendung: bei Bindegewebsproblemen, Durchblutungsstörungen, Ermüdungserscheinungen, Herzproblemen, Krampfadern, Schuppenflechte, Schwangerschaftsstreifen
Hauttyp: Altershaut, trockene und spröde Haut

Sonstiges: enthält viel Vitamin E sowie viele Vitamine der B-Gruppe, gutes Diätöl und ideal für Rohkostgerichte

Über den Autor

Markus Schirner ist ausgebildeter Lehrer für Kinesiologie, Brain Gym und Touch for Health sowie Massagetherapeut. Zu seinen weiteren Spezialgebieten zählen die Aroma- und Kräuterkunde, Meditations- und Atemtherapien sowie die buddhistische Philosophie. Seit 1987 führt er mit seiner Frau in Darmstadt Deutschlands größte spirituelle Buchhandlung. Aus dieser entstand 1994 der Schirner Verlag, der aufgrund der Fachkompetenz von Markus Schirner inzwischen zu den wichtigsten spirituellen Verlagen Deutschlands zählt. Markus Schirner selbst ist Autor verschiedener Praxisbücher aus seinen Fachgebieten.

Weitere Informationen unter: www.schirner.com

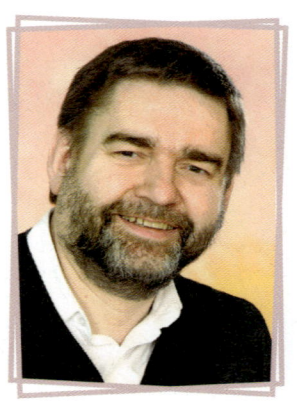

Abbildungen

Hintergrundbild: Aweeka (49072345), www.shutterstock.com
Bilder von www.shutterstock.com:
S. 9: Floydine (148880732); S. 10: Africa Studio (130838795); S. 11 oben: Olga Miltsova (182472887), unten: szefei (194668235); S. 12: hvoya (112522625); S. 13: Olga Miltsova (124854811); S. 14: Federica Milella (153211757); S. 15: Portogas D Ace (156616565); S. 16: Africa Studio (126240854); S. 17: Laitr Keiows (123115108); S. 18: OPOLJA (94991512); S. 19: alybaba (177494438); S. 20: Sigur (391581937); S. 21: 33333 (111268151); S. 22: Preto Perola (170081099); S. 24: Phil Jones (104591336); S. 25: Andris Tkacenko (106046285); S. 26: Scisetti Alfio (114118750); S. 27: Diana Taliun (182294969); S. 28: Scisetti Alfio (147377645); S. 30: Iryna Denysova (120826873); S. 31: Madlen (59076178); S. 32: JIANG HONGYAN (182236757); S. 33: Volosina (147270311); S. 34: oksana2010 (53938288); S. 35: Martin Fowler (158246066); S. 36: wasanajai (142753555); S. 37: Christian Jung (93874723); S. 38: de2marco (151960226); S. 39: Helga Chirk (181619093); S. 41: nito (132164846); S. 42: matka_Wariatka (64503895); S. 43: Diana Taliun (152362160); S. 44: Christian Jung (93511831); S. 45: Egor Rodynchenko (143304613); S. 46: JurateBuiviene (200762684); S. 47: Scisetti Alfio (97712714); S. 48: auremar (112717420); S. 49: srekap (132043775); S. 50: Steliost (82920619); S. 52: Africa Studio (126240854); S. 54: Olga Popova (184846352); S. 55: marilyn barbone (56466718); S. 57: SeDmi (109336415); S. 58: JIANG HONGYAN (134822015); S. 59: Antonio Gravante (175773266); S. 61: Maks Narodenko (86292451); S. 62: Alexander Raths (148568678); S. 64: wasanajai (194578061); S. 66: spwidoff (138852929); S. 67: Madlen (104175584); S. 68: Nattika (104486369); S. 69: Shchipkova Elena (193770773); S. 70: Ta Khum (186244154); S. 71: Muellek Josef (169620707); S. 72: Scisetti Alfio (123156769); S. 73: marilyn barbone (137818040); S. 76: KPG_Payless (194444918); S. 77: Katarina Christenson (123390247); S. 78: Andrey Starostin (177325562); S. 79: Evgeny Karandaev (151846556); S. 80: Dream79 (190316024); S. 81: Valentyn Volkov (148839044); S. 82: Volosina (137644457); S. 84: Chaowat S (147528896); S. 85: Dionisvera (175928363); S. 86: hjschneider (134610461); S. 89: Butterfly Hunter (115440499); S. 92: Marta Teron (89420848); S. 93: Andrii Gorulko (110408768); S. 94: Swapan Photography (168346928); S. 96: Volosina (129231125); S. 97: de2marco (183395723); S. 98: Syda Productions (165108473)
Bilder von Markus Schirner:
S. 23, S. 29, S. 40, S. 56, S. 60, S. 63, S. 65, S. 74, S. 83, S. 87, S. 88, S. 90, S. 95

Wenn Sie neugierig geworden sind und noch tiefer in die Welt der Aromatherapie einsteigen möchten, empfiehlt sich Markus Schirners ausführlicher Überblick über die ätherischen Öle.

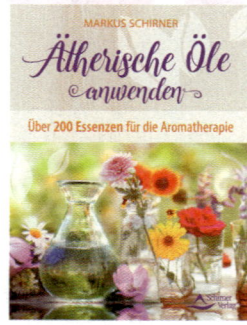

Ätherische Öle anwenden
Über 200 Essenzen
für die Aromatherapie

296 Seiten
ISBN 978-3-8434-1275-9

Sie finden mehr als 200 ätherische Öle und Basisöle alphabetisch geordnet mit ihrer Wirkung auf Körper und Geist. Ein Index der Symptome und Krankheitsbilder lässt Sie zudem in jeder Situation das richtige Öl wählen.

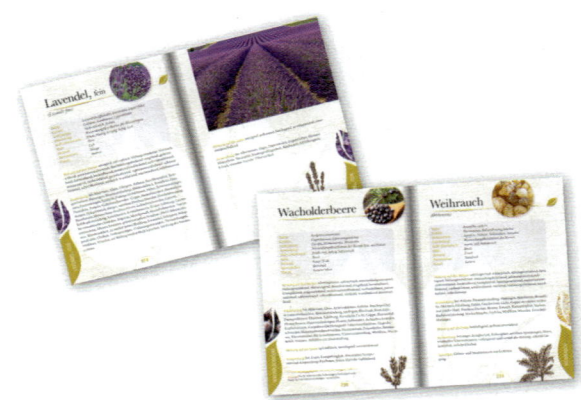